楽しく入門!
心電図の冒険

キャプテンHと海賊たち

著　平手 裕市

中部大学 生命健康科学部 特任教授
名古屋掖済会病院 心臓血管外科 部長

イラスト：石田大明
デザイン：淡海季史子

はじめに

　"医療現場において、心電図は必要である。だから心電図を読めるようになりたい。でも、心電図は難しくて、わかりにくい。"

　病院勤務のスタッフ、救急救命士など多くの医療関係者にとって、心電図は共通の悩みのようです。

　「勉強しなければいけないとは思う」⇒「だけど難しい」⇒「がんばるけどわからない」⇒「つまらない」⇒「心電図なんか嫌いだ」⇒「今は勉強しないことにしよう」⇒「いつまでたってもわからない」このような悪循環に陥り、心電図に苦手意識をもってしまう人が多いのは実に残念です。心電図の勉強は、難しくありません。必要以上に構えず、気負わず、リラックスして、ポイントを押さえて勉強に取り組むことができれば、理解が深まり、心電図を身近に感じるようになれるはずです。

　"心電図は難しい"という先入観を持たないように、すべての新人医療者やまだ現場に出ていない医療系の学生が、楽しく読み進むことができ、知らず知らずのうちに心電図に関する基本的な知識が身についてしまうような本をつくりたい──本書『楽しく入門！心電図の冒険　キャプテンＨと海賊たち』は、そんな思いから生まれました。物語を楽しみながら、気軽に読んでみてください。あっという間に読めます。そして、きっと心電図が好きになります。

　心電図は、生体情報のモニターとして医療現場では欠かせない大切なものです。だからこそ、皆さんに"心電図ファン"になってもらいたい。一番大事なことは、楽しむこと、好きになることです。

　さあ、ストーリーの世界観は大航海時代です。キャプテンＨとともに心電図の波を読み、海賊アリスミア（不整脈）軍団と戦う冒険の旅に出ましょう。

2015 年 3 月 10 日

中部大学　生命健康科学部　　特任教授
名古屋掖済会病院　心臓血管外科　部長
平手裕市

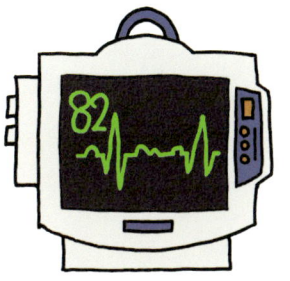
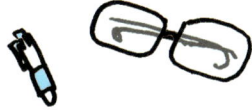

この本の楽しみ方

　この本は、初心者のために書かれた心電図の本です。
カリブ海の港に暮らす3人の若者が、海賊から港を守るために、
元船乗りのキャプテンHに弟子入りし、波を読む訓練を始めます。
モグ（Mog）、ニック（Nic）、エトール（Etor）の3人と一緒に、
心電図波形を読む勉強に参加して下さい。
やがて、港を襲ってくる海賊たちは、
それぞれの名前に一致する不整脈をイメージしています。
ストーリーを楽しみながら、心電図異常の特徴を理解し、
いつの間にか心電図に関する知識が身に付くように工夫してあります。
面白く読めて心電図が好きになる。
だまされたと思って、読んでみてください。

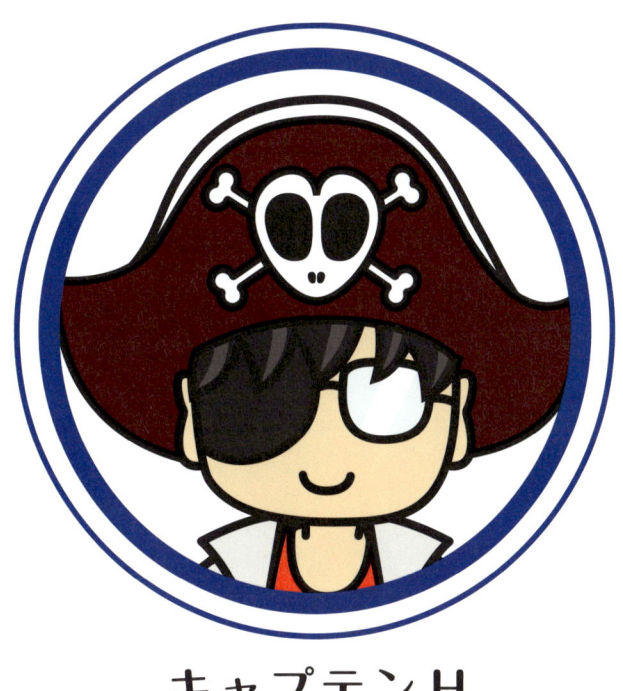

キャプテンH

やあみんな、俺はキャプテンH、元船乗りさ。
波を読むことならまかせてくれ。
心電図波形を読んで、海賊をやっつけよう。

"Sail out into the adventure!"
（冒険に向けて、出航だ！）

登場人物

港町ポートサイナスの守り人たち

平和な港町ポートサイナスを海賊から守るために立ち上がる仲良し3人組とその先生となるキャプテンH。読者のみなさんを心電図の冒険に案内してくれる。

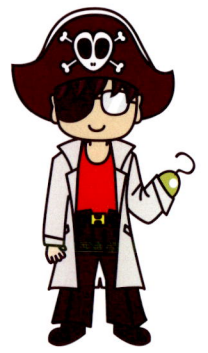
キャプテンH
元船乗り。かつては、海賊たちからも恐れられていた。昔海賊から取り上げた帽子を愛用している。

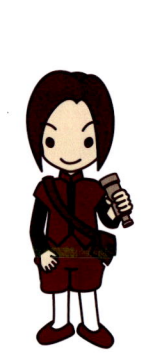
モグ (Mog)

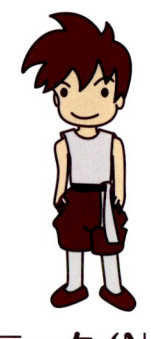
ニック (Nic)

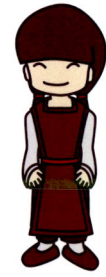
エトール (Etor)

港にすむ若者たち。海賊と戦うために船乗りを目指し、キャプテンHに弟子入りする。

エスケープ三兄妹

キャプテンHの仲間。普通の人々にまぎれて暮らしている。町の人がブロック軍団に襲われると、助けに現れる。モデルは、徐脈になると出現する補充収縮 (escape beat)。

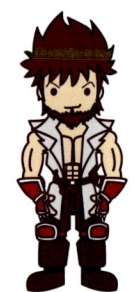
ヴェン（長男）
本名
ヴェントリクラール
エスケープ　ビート

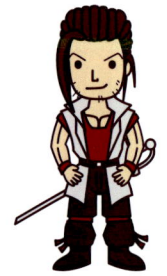
ジャンク（次男）
本名
ジャンクショナル
エスケープ　ビート

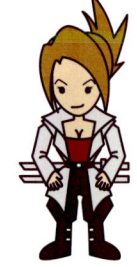
アトリア（妹）
本名
アトリアル
エスケープ　ビート

海賊アリスミア軍団（Arrhythmia＝不整脈）

平和を乱す（調律を乱す）海賊集団。命も奪う凶悪な VF、VT、PEA から、あまり悪さをしないエスブ（モデルは SVPC）まで個性豊かな面々。それぞれの紹介は物語の中でのお楽しみ。

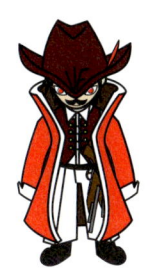
ヴイエフ (VF)
最強、最悪。出会ったら、ほとんど生きては戻れない。モデルは、心室細動 (VF)。

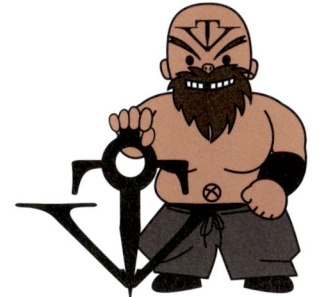
ヴイティ (VT)
手強い。太っている。アリスミア軍団のナンバー２。モデルは、心室頻拍 (VT)。

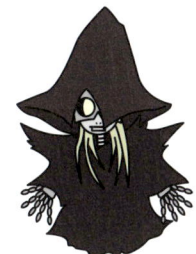
ピーイーエイ (PEA)
あだ名は死神。アリスミア軍団の客分。モデルは、無脈性電気活動 (PEA)。

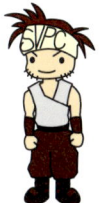
エスヴ

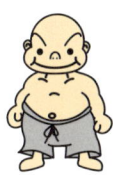
ヴイピー

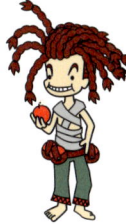
エイエフ

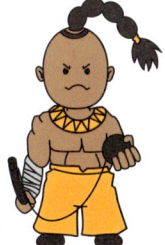
フラッター

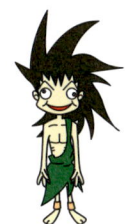
パロキー

ブロック軍団 (Block＝伝導障害)

交易船を狙い物流を邪魔する。アリスミア軍団に属しているが、エイシス以外は、残忍ではない。
モデルは、伝導障害。

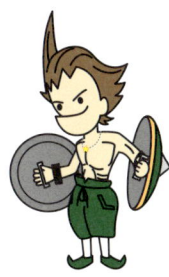
コンプリート (CAVB)
ブロック軍団の首領。アトリアに憧れているので、エスケープ兄弟が現れると悪さを控える。モデルは、完全房室ブロック。

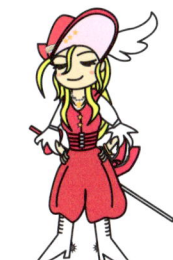
プロロング
ブロック軍団の女海賊。モデルは、１度房室ブロックの prolonged PQ。それほど悪くはない。

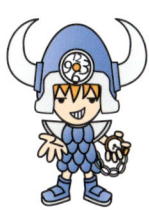
エスエスエス (SSS)
壊れた時計を持ち歩く。気まぐれ。モデルは、洞不全症候群 (SSS)。

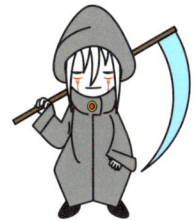
エイシス (Asystole)
動けなくする魔法を使う。ブロック軍団の影のボス。モデルは、心静止 (asystole)。

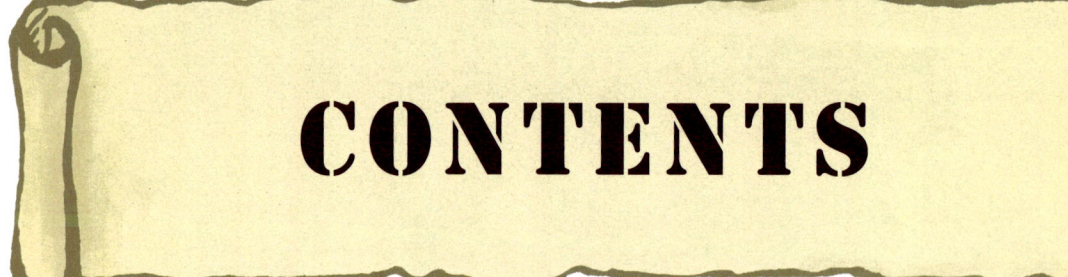

| プロローグ | 海賊襲来！ ～不整脈が襲ってくる～ | 12 |

第1話	弟子にしてください！ ～心電図の勉強を始めよう～	14
	心電図ってなに？　～心電図は♥（ハート）からのメッセージ～	16
	心電図の記録条件　～高さや幅の意味～	18

第2話	波の名前を覚えよう！ ～心電図波形の名称～	20
	波形の名称　～P，Q，R…ってなに？～	22
	P波ってどこ？　～始まりはP波から～	24
	PQ区間ってどこ？　～短い波間についた名前～	25
	Q波ってどこ？　～初めて鋭く下がれば、Q波～	26
	R波ってどこ？　～立ち上がる波、R波～	27
	S波ってどこ？　～R波の次の下向きの波、S波～	28
	QRS波ってどこ？　～数学 Q+R+S=QRS～	29
	T波ってどこ？　～QRS波の後に現れるなだらかな波～	30
	ST部分ってどこ？　～QRS波が終わった直後からT波の前まで～	31
	U波ってどこ？　～T波の後に波があればU波～	32
	PP間隔、RR間隔、PQ間隔、QRS間隔、QT間隔ってどこ？ ～間隔は、"時間"を表している～	33

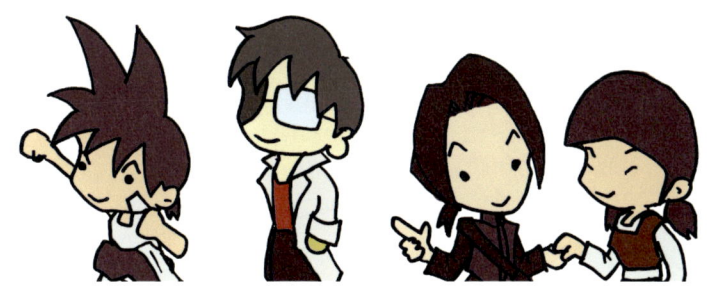

第3話　波の意味を学ぶ　～刺激伝導と波形の成り立ち～　……………… 34

刺激伝導系　～心臓のコントロールシステム～　……………………… 36

心電図波形をつくらない洞結節　～心臓の目覚まし時計～　…………… 38

P波の意味　～心房の興奮＝心臓の朝～　………………………………… 40

PQ区間の意味　～心電図波形に現れない房室接合部の興奮～　………… 42

心室内伝導がつくるQRS波　～仕事開始の号令～　……………………… 44

ST部分の意味　～仕事の真っ最中～　……………………………………… 46

T波の意味　～帰り支度を始めよう～　……………………………………… 48

U波の意味　～誰かが遅くまで残業？～　…………………………………… 50

基線について　～平坦で真っすぐは、電流のない証拠～　………………… 51

第4話　実戦的訓練の開始！　～心拍数と調律～　…………………………… 52

心拍数（HR：heart rate）　～心電図を見れば心拍数がわかる！～　……… 54

リズムをつくる自動能　～心臓には自動能のある細胞がいっぱい～　……… 55

洞調律（sinus rhythm）　～洞結節が心拍動をコントロールする調律～　… 56

[経過観察] 心房調律（atrial rhythm）　～心房が心拍動をコントロールする調律～　… 58

[経過観察] 房室接合部調律（atrioventricular〈AV〉junctional rhythm）　……… 60
　～房室接合部が心拍動をコントロールする調律～

[厳重注意] 心室固有調律（idioventricular rhythm）　……………………………… 62
　～心室が心拍動をコントロールする調律～

人工ペースメーカ調律　～機械によって人工的につくられた調律～　……… 64

第5話　航路の遮断　〜洞不全、刺激伝導障害、補充収縮〜 66

洞不全症候群（SSS）〜洞結節の機能不全〜 68

- **厳重注意**・Ⅰ型　高度の洞徐脈（50／分未満）
- **経過観察**・Ⅱ型　洞停止や洞房ブロック
- **緊急対応**・Ⅲ型　徐脈頻脈症候群

房室ブロック（atrioventricular〈AV〉block）〜心房と心室の間の伝導障害〜 ... 70

- **経過観察** 1度房室ブロック（first degree atrioventricular〈AV〉block） 72
  〜PQ間隔が延長〜

2度房室ブロック（second degree atrioventricular〈AV〉block） 74
〜P波とQRS波がつながらないときがある〜

- **経過観察**・ヴェンケバッハ型2度房室ブロック
- **厳重注意**・モビッツ2型2度房室ブロック
- **緊急対応**・高度房室ブロック

- **緊急対応** 3度房室ブロック（完全房室ブロック）（third degree AV block〈complete AV block〉） 76
  〜P波とQRS波がまったくつながらない〜

脚ブロック　〜心室内伝導障害〜 78

- **厳重注意**・左脚ブロック
- **経過観察**・右脚ブロック

補充収縮（補充調律）ってなに？　〜受動的異所性刺激生成〜 80

- ・心房補充収縮
- ・房室接合部補充収縮
- ・心室補充収縮

第6話　戦闘開始　〜異常興奮による不整脈〜 82

異常興奮ってなに？　〜能動的異所性刺激生成〜 84

- **経過観察** 上室期外収縮（supraventricular premature contraction）〜SVPC〜 86
- **厳重注意** 心房頻拍（atrial tachycardia）〜AT〜 88
- **厳重注意** 心房細動（atrial fibrillation）〜AF〜 90

緊急対応	心房細動と脳梗塞	92
厳重注意	心房粗動（atrial flutter） ～ AFL ～	94
緊急対応	発作性上室頻拍（paroxysmal supraventricular tachycardia） ～ PSVT ～	96
厳重注意	心室期外収縮（ventricular premature contraction） ～ VPC ～	98
緊急対応	危険な心室期外収縮 ～致死的不整脈の前兆～	100

第7話　海賊の逆襲　～重症不整脈とその治療～ ……… 102

緊急対応	心室頻拍（ventricular tachycardia） ～ VT ～	104
緊急対応	心室細動（ventricular fibrillation） ～ VF ～	106
緊急対応	恐ろしい心停止（cardiac arrest） ～心臓が血液を拍出できなくなった状態～	108
	（心静止、心室細動、無脈性心室頻拍、無脈性電気活動）	
緊急対応	見逃せないST変化 ～ST部分の異常から心筋虚血がわかる～	110
	人工ペースメーカ治療 ～心臓を止めるな！～	112
	アダムス・ストークス症候群	
	AED、DC、カルディオバージョン ～心臓を止めるな！～	114

第8話　戦いの終わり　～心電図をより深く理解するために～ …… 116

- 心臓の基礎的解剖 ……… 118
- 静止電位と活動電位　～心電図の源の話～ ……… 120
- 静止電位が-90mVになる理由 ……… 121
- 刺激伝導の正体と電流の発生 ……… 122
- 標準12誘導心電図 ……… 124
- よく用いる英語と略語 index ……… 126

エピローグ ……………………………………… 128
　　　あとがき ……………………………………… 129

プロローグ
海賊襲来！
〜不整脈が襲ってくる〜

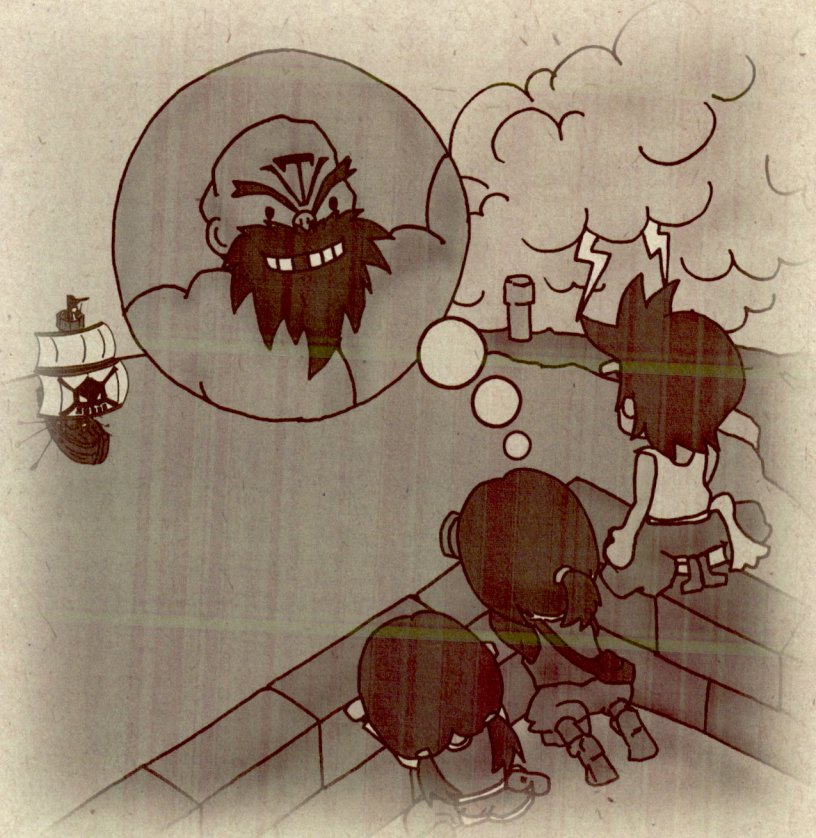

16世紀、カリブ海の港町ポートサイナスに近づく海賊船。
町はたちまち大混乱。
もうだめかと思った時、なぜか、「またくるぞ！」と言い残して
海賊ヴイティ（VT）は、去っていった。

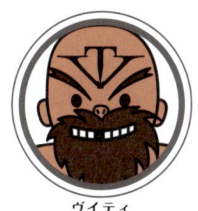
ヴィティ

おっと、いけねえ。野郎ども引き上げだ！
一番苦手な雷が鳴り出した。
小僧！またくるぞ。今度会ったら命は無いぜ！

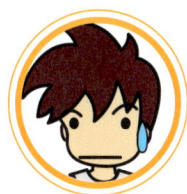
ニック

ひえー！　助かった！
首をはねられる寸前だった。
雷が鳴ったら引き上げていった。

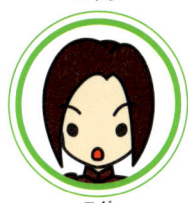
モグ

やつらは必ずまたやってくるわ。
それまでに海賊を撃退する準備をしておかないと。

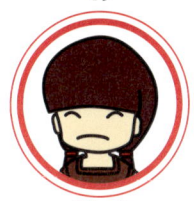
エトール

でも、だれを頼ればいいのかなあ‥‥‥。

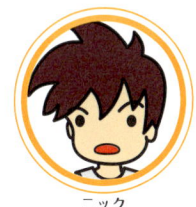
ニック

そうだ！　海賊も恐れると噂されている
キャプテンＨにたのんでみよう！

患者さんに電極を装着するだけで、心臓からの情報をリアルタイムに伝えてくれるモニター心電図は、時には致死的にもなる不整脈（アリスミア）の診断、治療において、不可欠な生体情報です。
港町ポートサイナスを襲ったヴィティは、海賊アリスミア軍団の一人です。モグ、ニック、エトールの３人と一緒に心電図を学び、不整脈と戦う物語に加わってください。

第 1 話
弟子にしてください！
～心電図の勉強を始めよう～

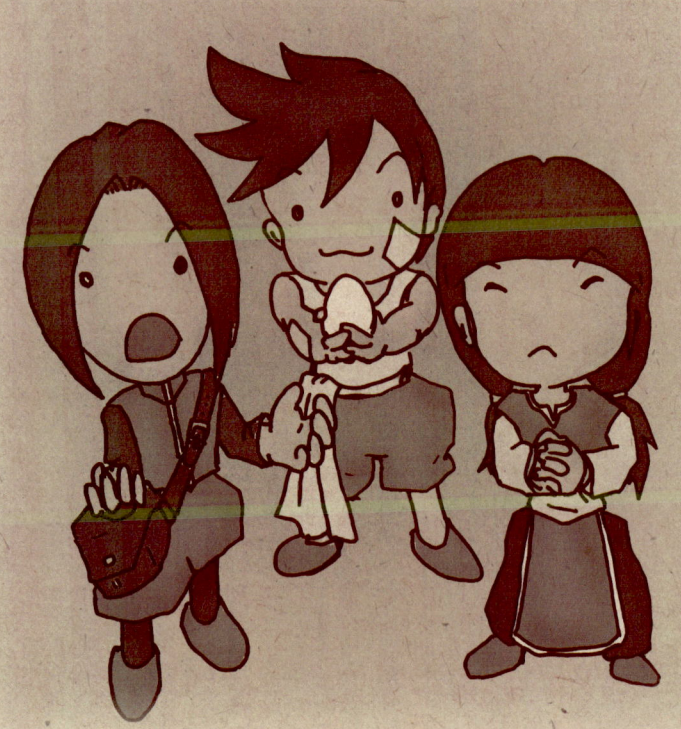

次の襲撃に備えるために、
モグ（Mog）、ニック（Nic）、エトール（Etor）の3人は、
海賊にも恐れられたと噂の元船乗り・キャプテンＨに
弟子入りすることにした。

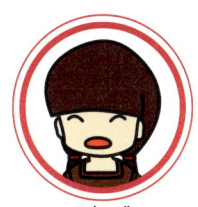
わたしたち、海賊から町を守りたいんです。

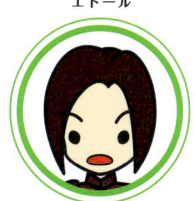
海賊に立ち向かうには
あなたの知識が必要と聞きました。
お願いします。弟子にしてください。

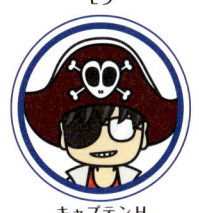
俺の修行は、ちょっと厳しいぜ。
それに、授業料も高いぞ。

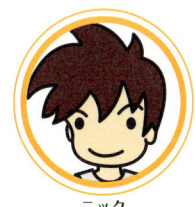
そこを、この卵で、なんとか。

えっ？　どうして卵？　しかも一個だけ？
安ーい。まあ、いいか。ゆで卵は好きだし。
じゃあまずは、波の読み方を学ぶための準備から始めよう。

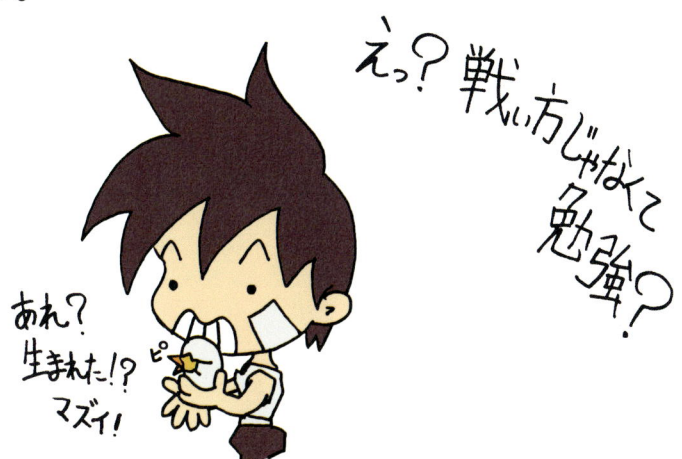

第1話では、"心電図とは何か"というところから勉強を始めることにしましょう。

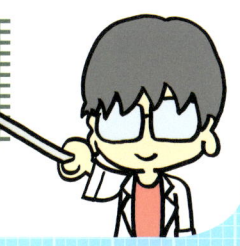

心電図ってなに？
〜 心電図は、♥(ハート)からのメッセージ 〜

　心臓は拍動する時、同時に電流を発生します。
　この電気信号をモニター画面に表示したり、紙に記録したりしたものが、心電図です。

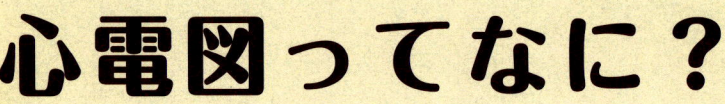

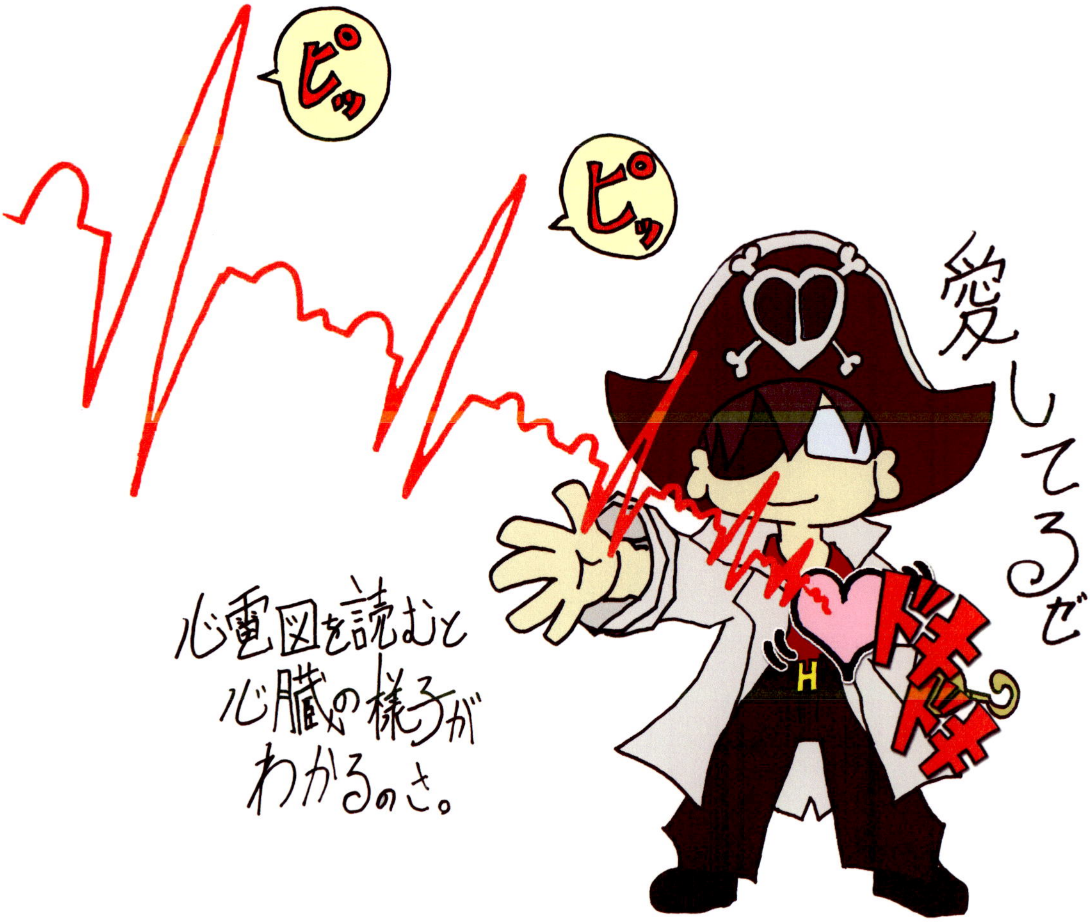

心電図を読むと心臓の様子がわかるのさ。

愛してるぜ

心電図を記録するためには、電極を体に貼る必要があります。モニター心電図では、心臓を囲むように、陽極、陰極、不関電極（アース）の3個の電極を貼ります。

　後ほど説明しますが、正常の心臓では右心房上方に位置する洞結節に始まる電気的興奮が、心房、心室を右上から左下へ向かって伝わり、その伝導が主に左下に向かう電流を発生させます。このため、電極赤色を陰極、電極緑色を陽極、電極黄色を不関電極にすると、最も大きな陽性の心電図波形が得られることが多いようです。

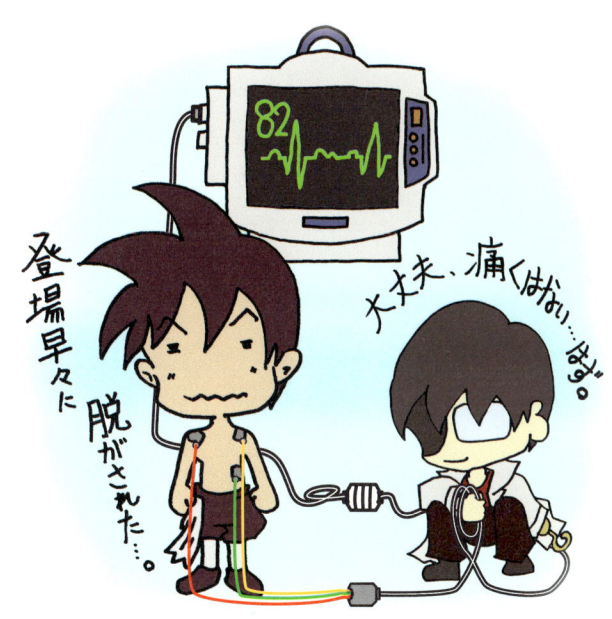

紙に記録された実際の心電図です。

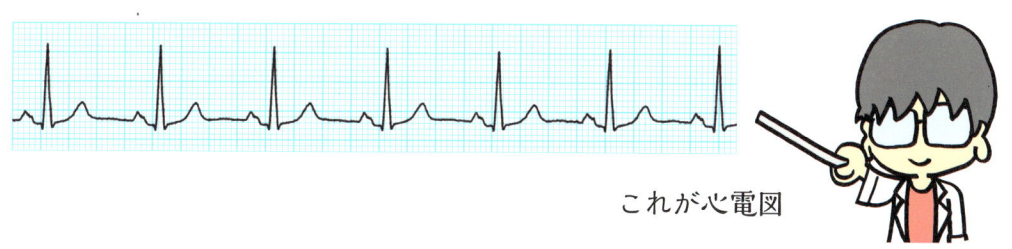

これが心電図

　よく用いる"ECG"は、electrocardiogram（心電図）の略称です。

心電図の記録条件
～ 高さや幅の意味 ～

　心電図は、1mmを示す線や点とともに記録されます。これは、波形の大きさを測るためで、高さは電位差、幅は時間を表しています。

　最も一般的な記録条件は、
　　　高さは、10mm=1mV
　　　幅は、　25mm=1秒

になっています。
　ただし、記録条件は機器の設定で変更が可能ですから注意するようにしましょう。

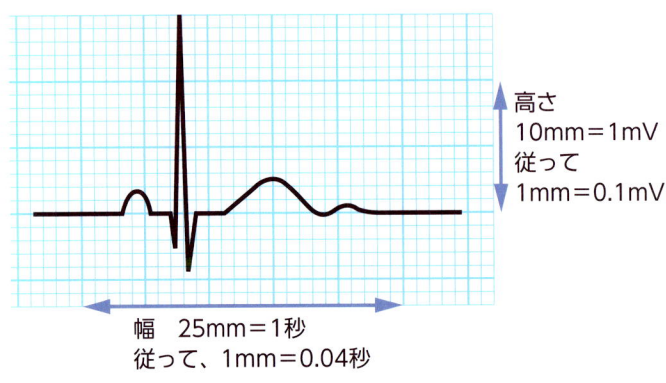

★ 高さは電位差、幅は時間

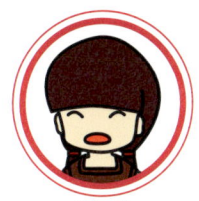
どうして高さは 10mm が 1mV で、
幅は 25mm が 1 秒なんですか？

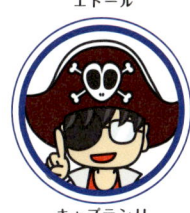
心臓で電気が流れると電位差が生まれる。
普通は、1mV の電位差が 10mm の高さになるように感度を決めてあるのさ。
それから記録用紙は、秒速 25mm で流れるのが普通だ。つまり、1 秒で 25mm 横に動くので、25mm が 1 秒を表してるってことだ。

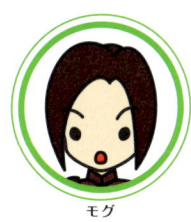
10mm が 1mV なら、1mm は 0.1mV で、
25mm が 1 秒なら、1mm は 0.04 秒を表している。
なるほど。

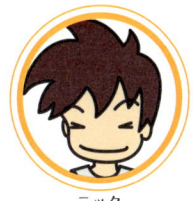
よくわからないけど、
高さは電位差、幅は時間
と覚えておこーっと！　へへっ。

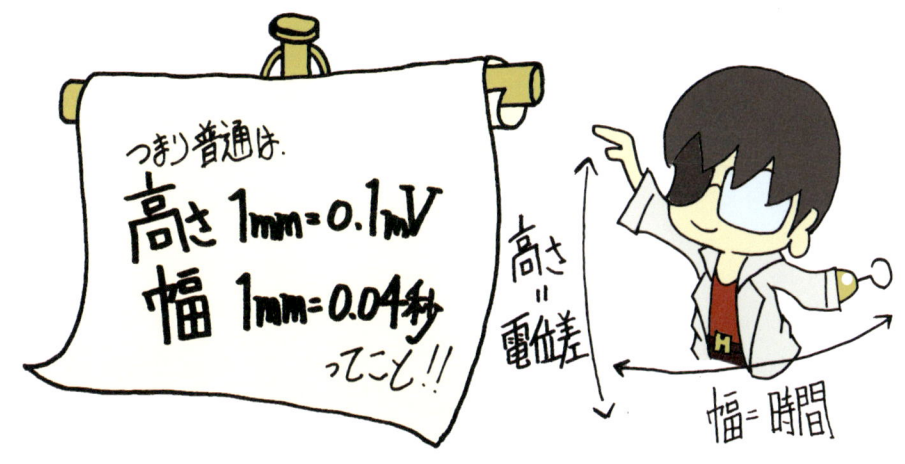

第2話
波の名前を覚えよう！
～心電図波形の名称～

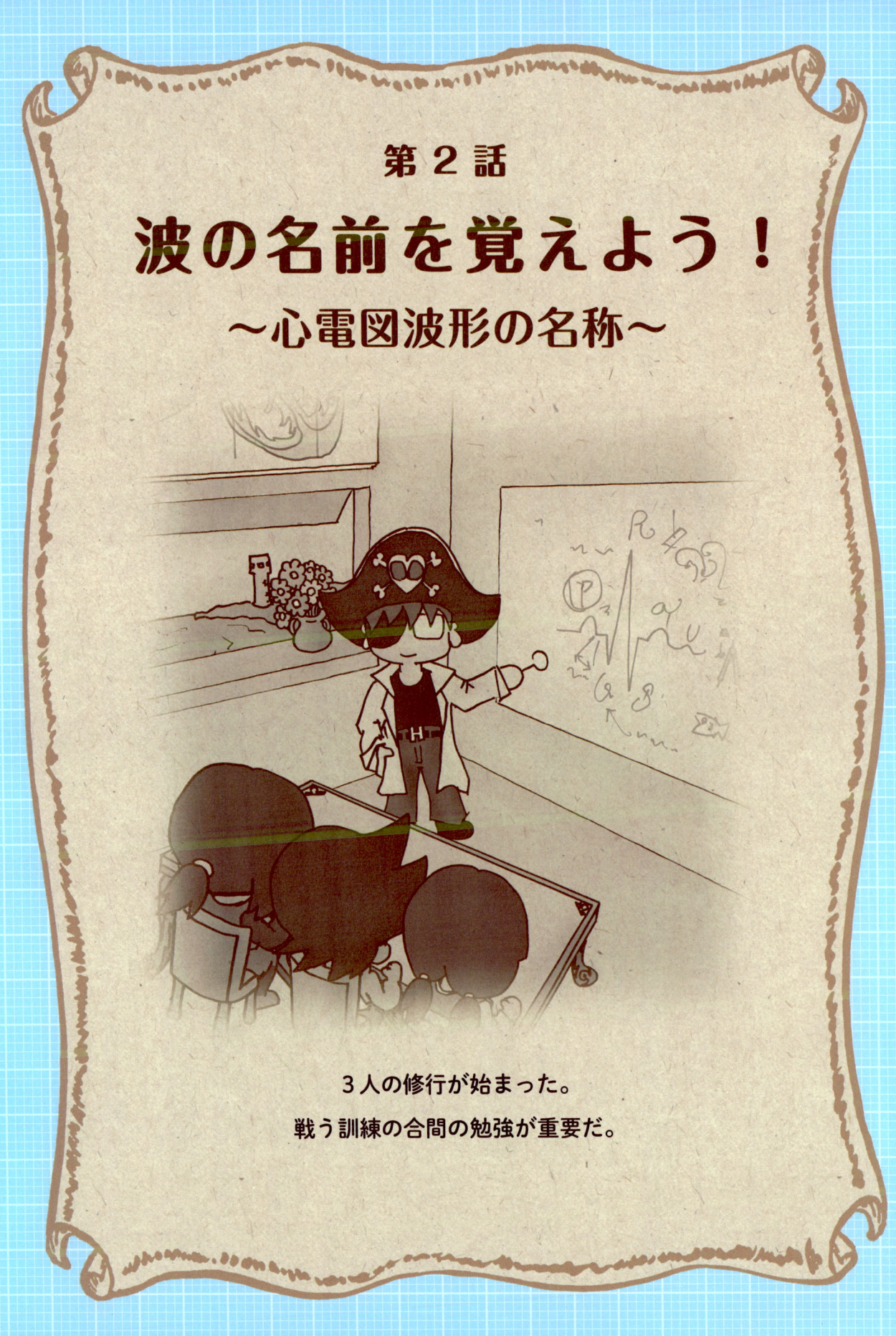

3人の修行が始まった。
戦う訓練の合間の勉強が重要だ。

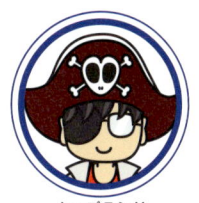 次に、波の名前を覚えてもらう。

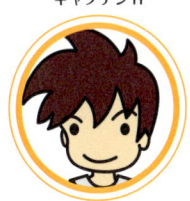 波に、名前があるんですか？
小さい波、大きい波、変な波とかじゃあ、だめなんですか？

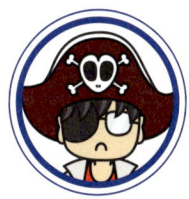 自分だけわかっても話にならんだろ。
みんなで情報を共有するためには、だれでも理解できる共通の名前を使う必要があるんだ。

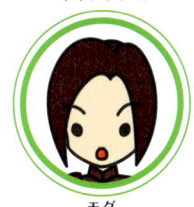 たしかに。

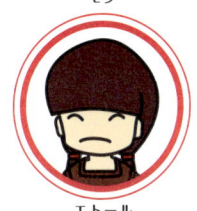 波の名前って、たくさんあるんですか？

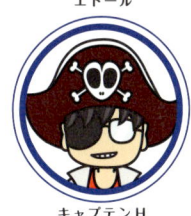 覚えてもらう名前は、P波、Q波、R波、S波、T波、U波の6つの波とその組み合わせかな。

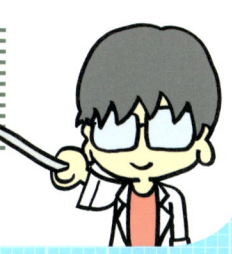

第2話の中では、波形の名称を覚えてもらいます。名前は覚えるしかないので、正確な定義とともに、順に確認して行きましょう。

波形の名称
～P,Q,R‥‥ってなに？ ～

　波形の名前は、アルファベット順に、P波からはじまって、Q波、R波、S波、T波、U波と続きます。それから、Q波とR波とS波は、まとめてQRS波と呼びます。これらの名称は心電図法を開発したアイントホーフェン先生 (Willem Einthoven 1860-1927) が命名しました。心電図が生まれた時についた名前ですね。

　"なぜP波から？"の理由については、A波から使ってしまって、後からその前に別の波が発見されたら命名に困るとか、幾何学でよく用いられている、原点をO点、次にP点、Q点に倣って、P波から始めたとか、諸説あります。

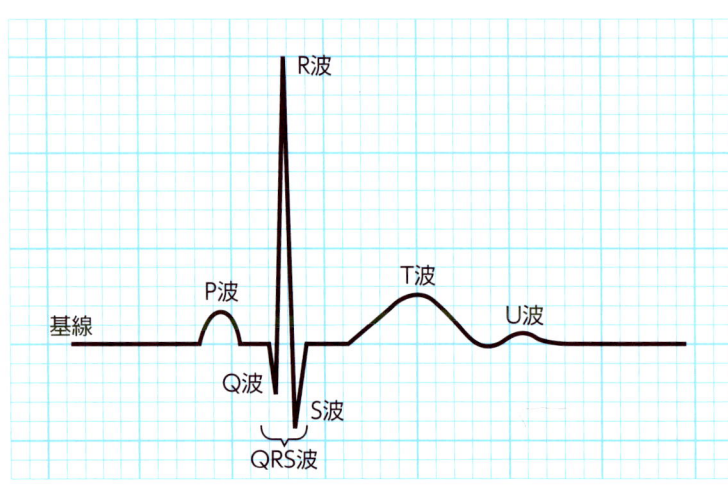

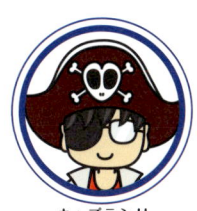
心電図の話に登場する主な波形や間隔、区間、部分の名前は、しっかりと覚えてもらうよ。それから、波のない所を基線と呼ぶことも忘れるな。

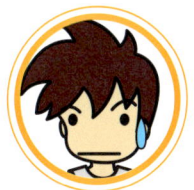
どれがどれやら、よくわからん！
あー、頭がパニックだ！

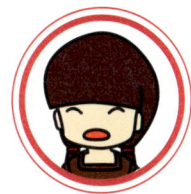
あのー、できれば、ひとつひとつ教えていただけないでしょうか。
ニックがパニックにならないように。

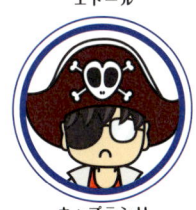
……。仕方が無いな、教えるか。
卵一個では割に合わないけどな。

ふふっ、ラッキー！

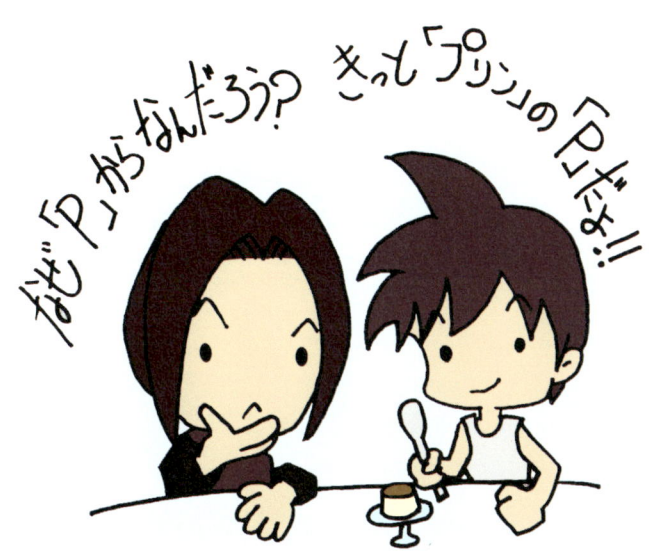

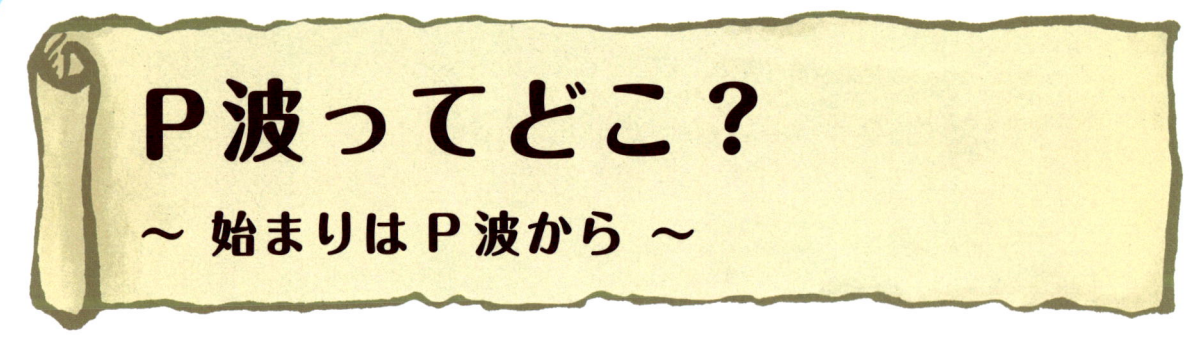

P波ってどこ？
～ 始まりはP波から ～

正常の心電図で先頭に登場する小さな波がP波です。

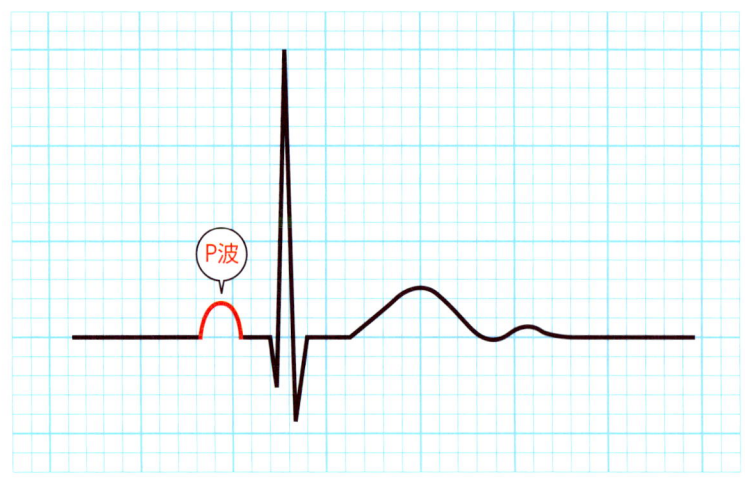

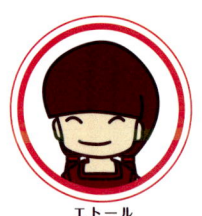
お椀を伏せたような形ですね。

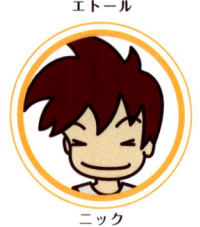
やっぱり、プリンだ！

PQ区間ってどこ？
～ 短い波間についた名前 ～

P波とQRS波の間がPQ区間です。

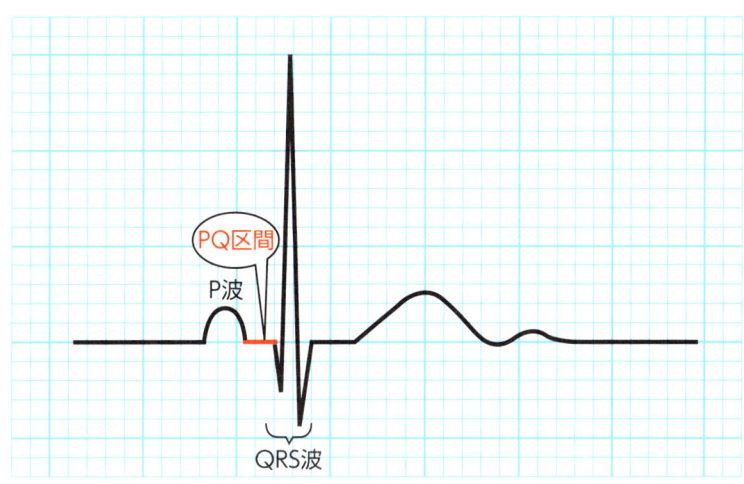

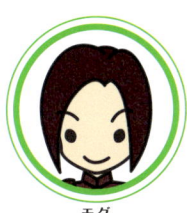
Q波とR波とS波を全部まとめてQRS波でしたよね。P波とQRS波の間だからPQ区間。

PQ区間の幅は、1mmから2mm程度と狭いですね！

Q波ってどこ？
〜 初めて鋭く下がれば、Q波 〜

　P波の後で、PQ区間の終わりに現れる下向きの波があると、Q波と呼びます。

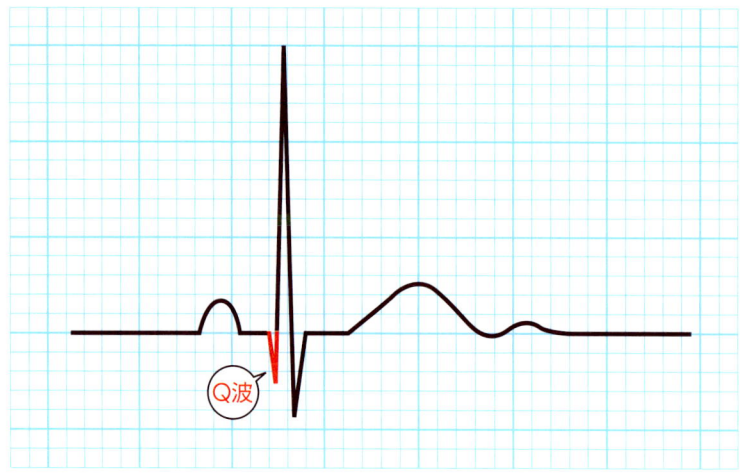

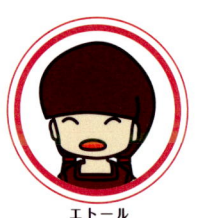
「あると、Q波」ってことは、
無いこともあるんですか？

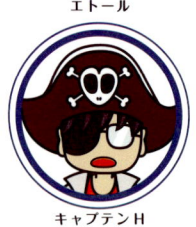
そう、無いこともあるけど気にするな。
通常は小さい波だ。
深くて大きい時は、異常Q波と呼んで要注意だ。

R波ってどこ？
〜 立ち上がる波、R波 〜

　正常心電図ではP波の後に現れる上向きの鋭い波があると、R波と呼びます。P波と関係なく出ることもあります。とにかく、R波は上向きで鋭く高い波です。

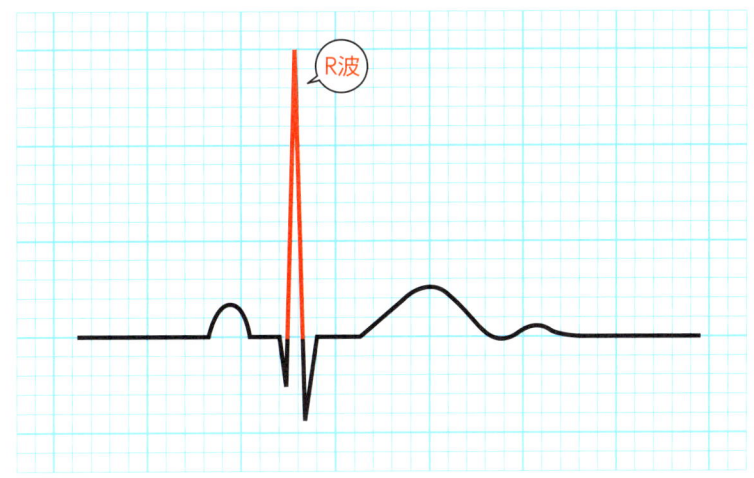

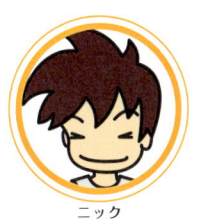
背が高いとかっこいいよね。目立つし。

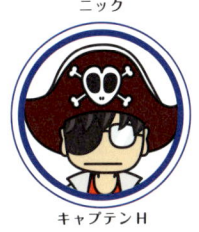
R波は、確かに心電図波の中では主役的存在ではある。

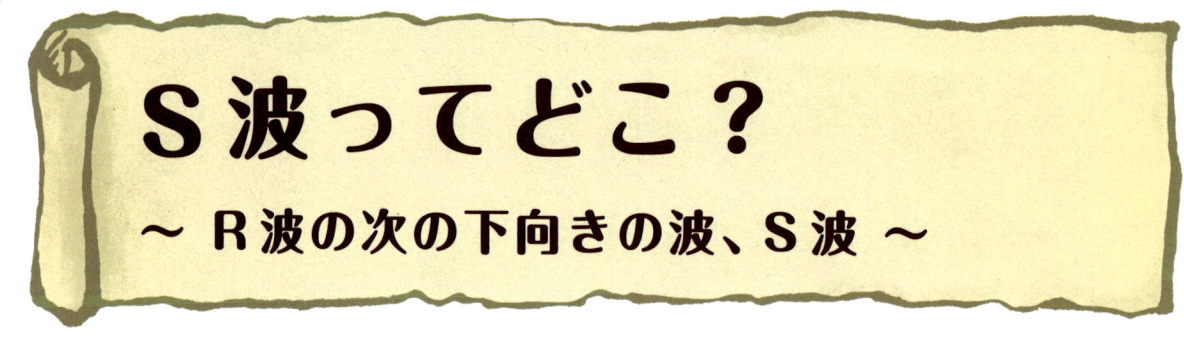

S波ってどこ？
～ R波の次の下向きの波、S波 ～

R波の次に下向きの鋭い波があると、S波と呼びます。

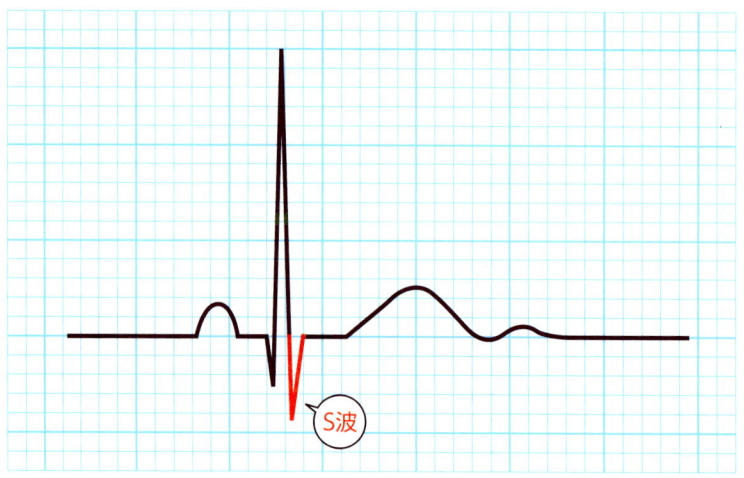

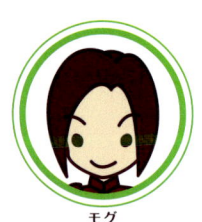
S波は、下向き！　普通は小さい波ですね。

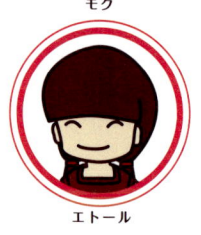
S波は、あまり目立ちませんね。

QRS波ってどこ？
〜 数学　Q+R+S=QRS 〜

Q波、R波、S波をまとめて、QRS波と呼びます。

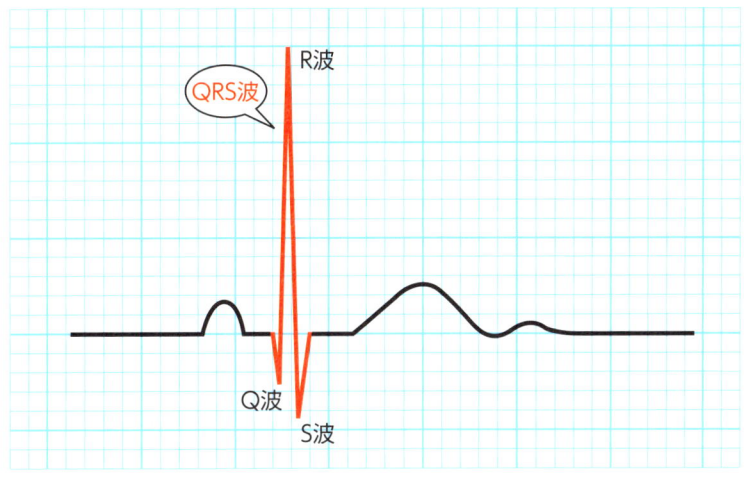

全部そろっていなくても
QRS波と呼んでいいんですか？

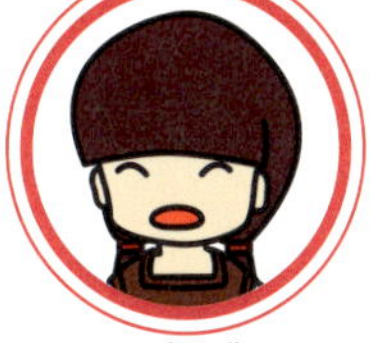

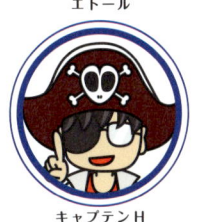
その通り。
そして、QRS波は、心電図の主役だ！

T波ってどこ？
〜 QRS波の後に現れるなだらかな波 〜

　QRS波の後で現れるなだらかな波をT波と呼びます。T波は陽性、つまり上向きが普通です。

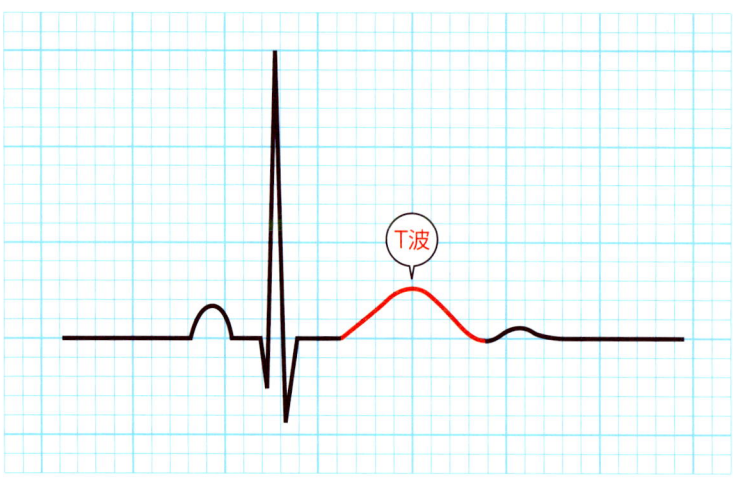

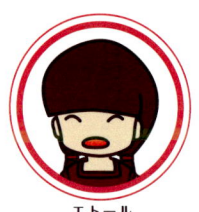
T波って、なだらかな山みたいな波形ですね。下に向くこともあるんですか？

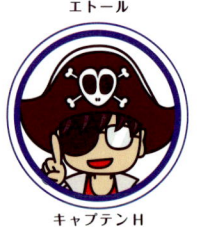
良い質問だ。下に向いたT波は、陰性T波と呼ばれる異常波形だ。

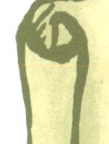

ST部分ってどこ？
〜QRS波が終わった直後からT波の前まで〜

QRS波が終わって、T波が現れるまでの区間をST部分と呼びます。

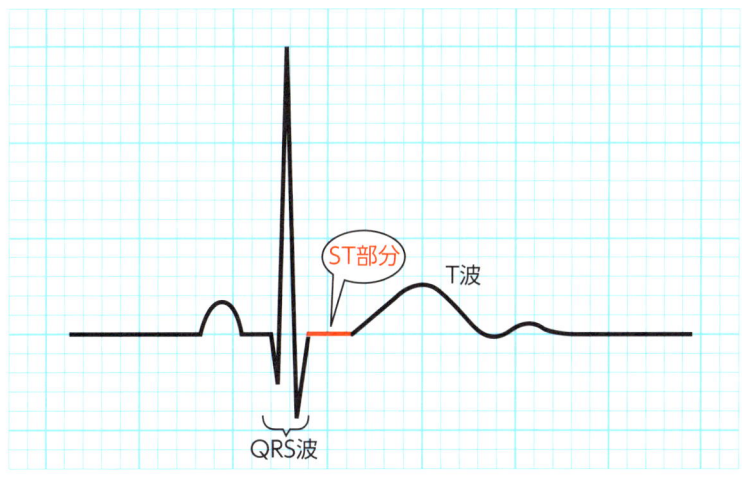

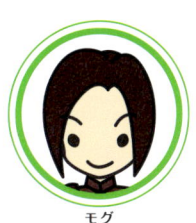

ST部分って、基線みたいに見えますね。

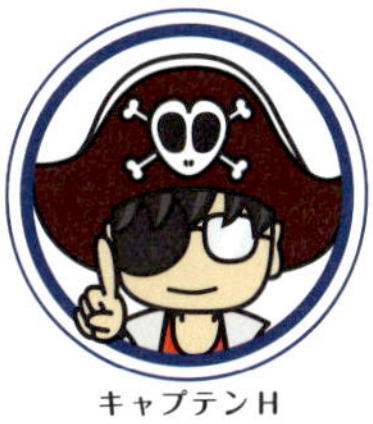

ST部分は、正常心電図では基線に一致する。基線からずれて、**上昇したり、下降したりすると要注意だ！** ついでだが、ST部分とT波を足して、STT部分と呼ぶぞ。

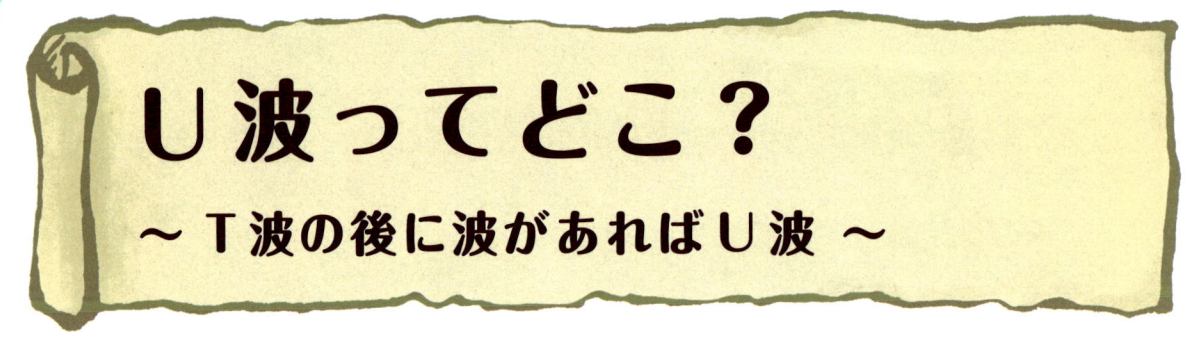

U波ってどこ？
〜 T波の後に波があればU波 〜

T波の後で時に現れるなだらかで小さな波をU波と呼びます。

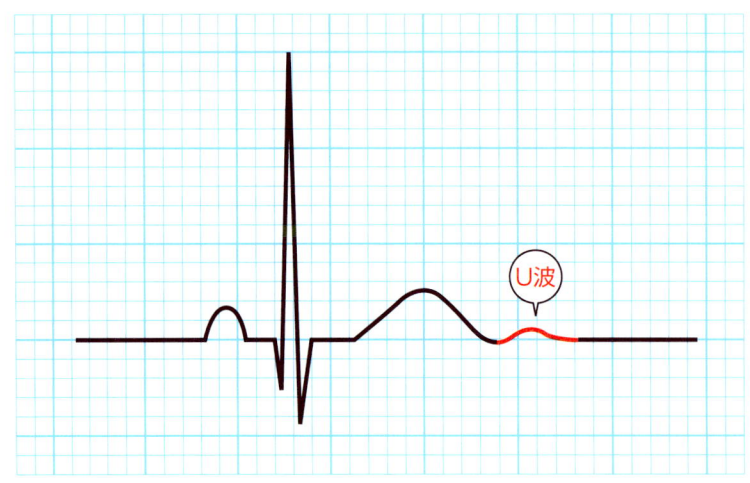

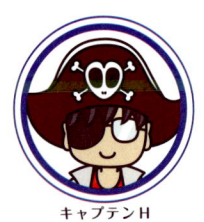

無いことも多いから、見つからなくても気にするな。

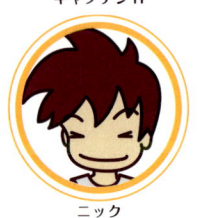

気にしなくてもいいって言われると、気になるー！

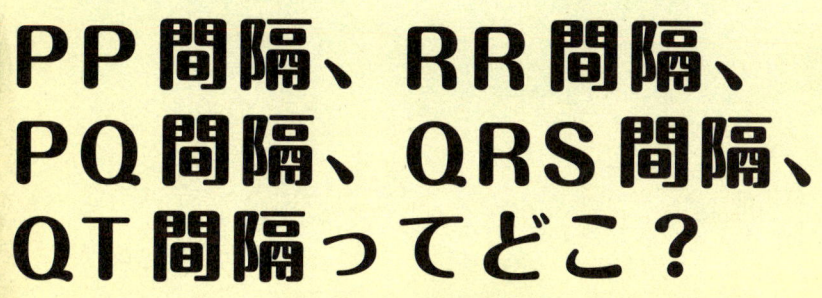

PP間隔、RR間隔、PQ間隔、QRS間隔、QT間隔ってどこ？

～間隔は、"時間"を表している～

　P波の始まりから次のP波の始まりまでがPP間隔です。
　R波の頂点から次のR波の頂点までがRR間隔です。
　P波の始まりからQRS波の始まりまでがPQ間隔、QRS波の始まりから終わりまでがQRS間隔、QRS波の始まりからT波の終わりまでがQT間隔（時間）です。

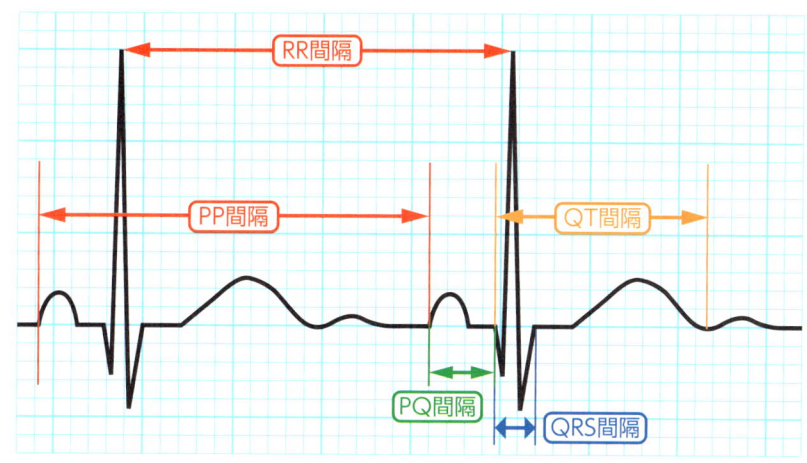

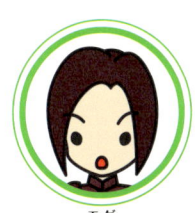

全部正確に覚えました！

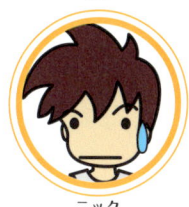

ついていけない（ボソッ）。
一度じゃ覚えられないけど何度も繰り返して眺めて覚えようっと。

33

第3話
波の意味を学ぶ
～刺激伝導と波形の成り立ち～

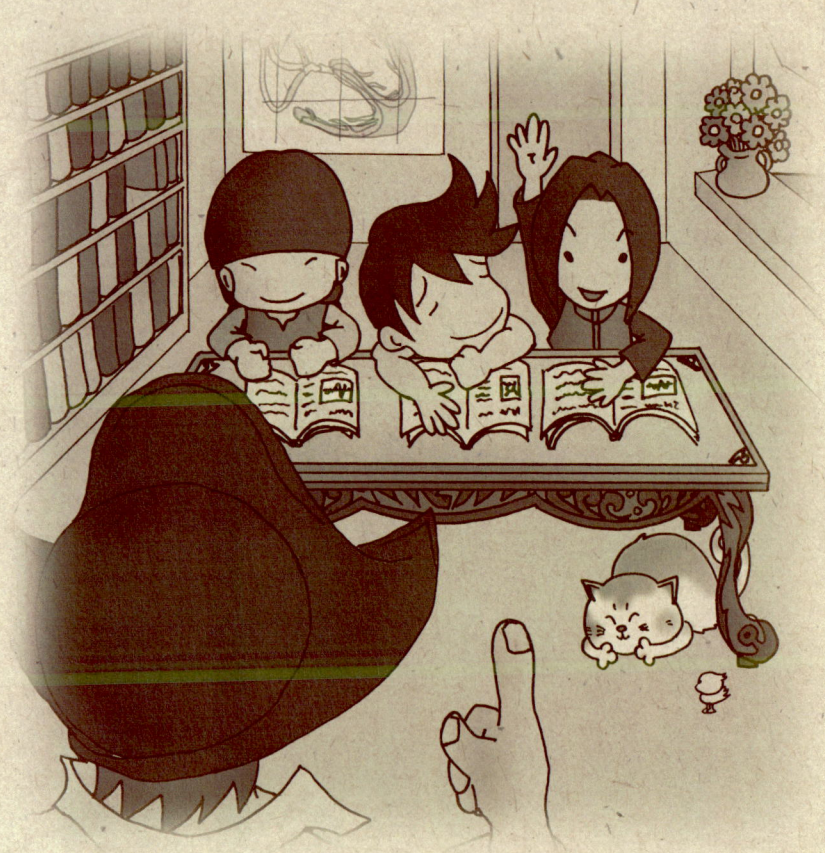

波の名前を覚えた3人が、
次に学ぶのはその意味について。
居眠りをするニックは、
波に揺れる船に乗っている夢を見ているようだ。

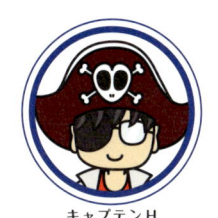

キャプテンＨ：
波の名前は覚えたな。

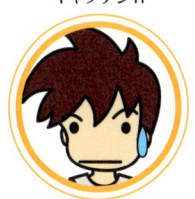

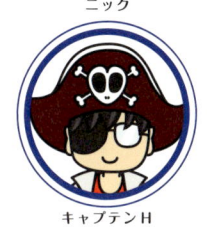

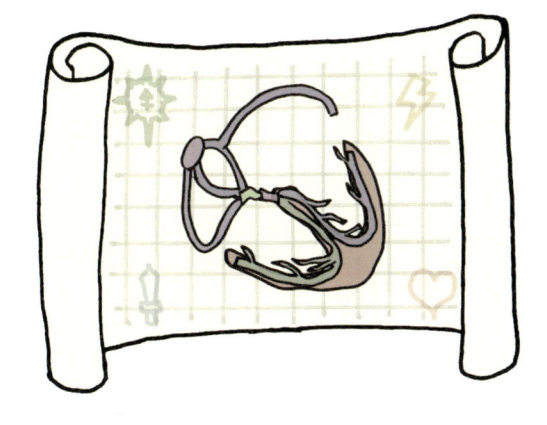

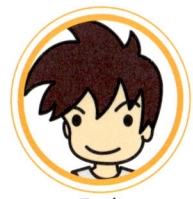

ニック：
・・・・・・・・・・・・・・・。

キャプテンＨ：
次は、この図だ。

ニック：
海図ですね。
いよいよ、船に乗れるぞー！　ヒャッホー！！

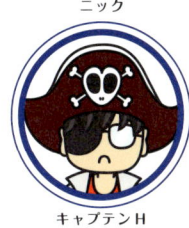

キャプテンＨ：
まだ早い。
今船に乗せたら、港に帰って来られないぞ。
それと、これは海図ではないよ。

> 第3話の中では、重要な刺激伝導系を中心に、波形の意味を勉強していきます。

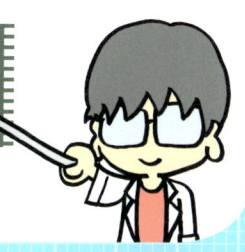

第3話　波の意味を学ぶ　刺激伝導と波形の成り立ち

刺激伝導系
〜 心臓のコントロールシステム 〜

　心臓の収縮をコントロールしている構造が刺激伝導系です。
　刺激伝導系は、右心房上部の洞結節に始まり、心房内を通り、房室結節につながり、そこからヒス束が出て、心室中隔で左右の脚に分かれ、末梢のプルキンエ線維が心室全体に広がり、最後は刺激を心室筋まで伝えます。心臓の模式図（下図）に書き込まれた刺激伝導系の名前がわかりますか。答えは右ページにあります。

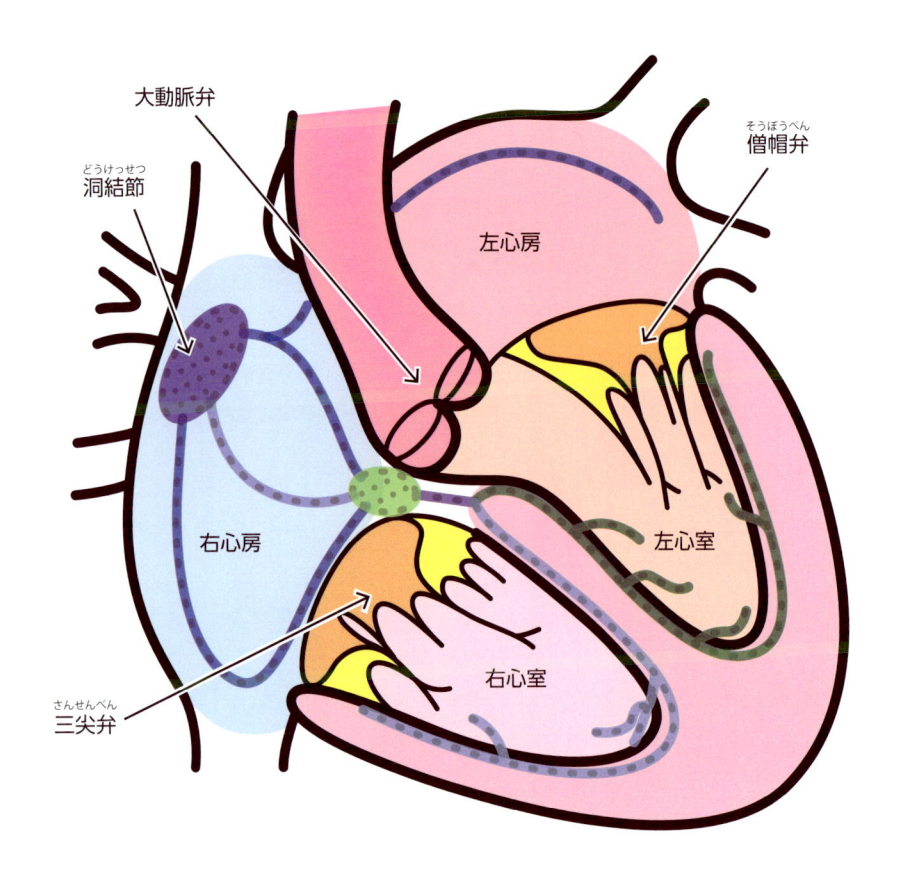

　心臓には、右心房、左心房、右心室、左心室の４つの部屋と血液の逆流を防ぐ４つの逆流防止弁、三尖弁、僧帽弁、肺動脈弁（図では省略）、大動脈弁があります。洞結節の位置は右心房の右上です。

①洞結節 (sinus node) には、自動能 (➡ p55) のある細胞が集まっていて、周期的かつ自発的に電気的な興奮が発生しています。この電気的興奮は、②心房内刺激伝導路に伝わり、心房 (atrium) の収縮を誘発します。続いて電気的興奮は、③房室結節 (atrioventricular node)、④ヒス束 (His bundle)、⑤左脚 (left bundle branch) と⑥右脚 (right bundle branch)、⑦プルキンエ線維 (Purkinje fiber) を経て、心室 (ventricle) を 興奮収縮させます。

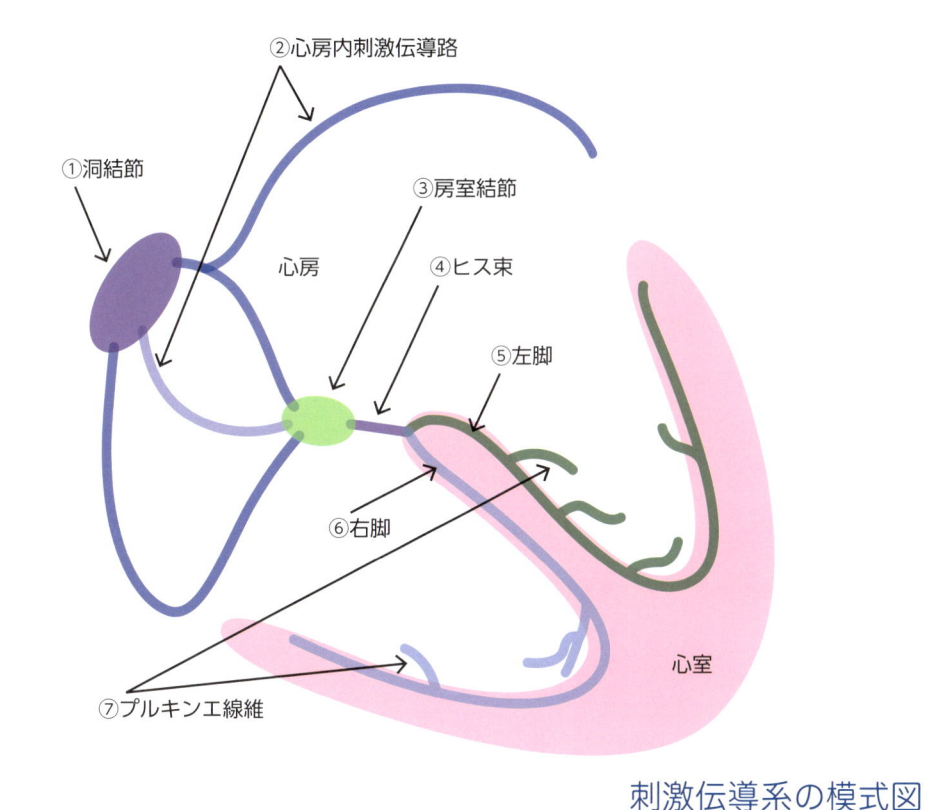

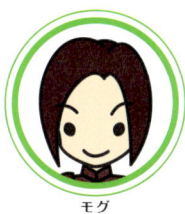

②心房内刺激伝導路
①洞結節
③房室結節
心房
④ヒス束
⑤左脚
⑥右脚
心室
⑦プルキンエ線維

刺激伝導系の模式図

モグ: 海図かと思ったら、心臓から刺激伝導系を抜き出した絵だったんですね。

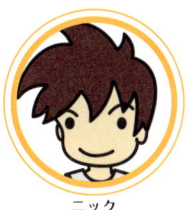

ニック: 心室は、ventricle (ヴェントリクル) か。
寝室 (しんしつ) で弁当食う (べんとうくう) って感じだな。

心電図波形をつくらない洞結節

~ 心臓の目覚まし時計 ~

　洞結節は、心臓の目覚まし時計です。目を覚ます時間を教えてくれますが、洞結節の電気的興奮による電流は小さく、心電図上では波形として現れません。

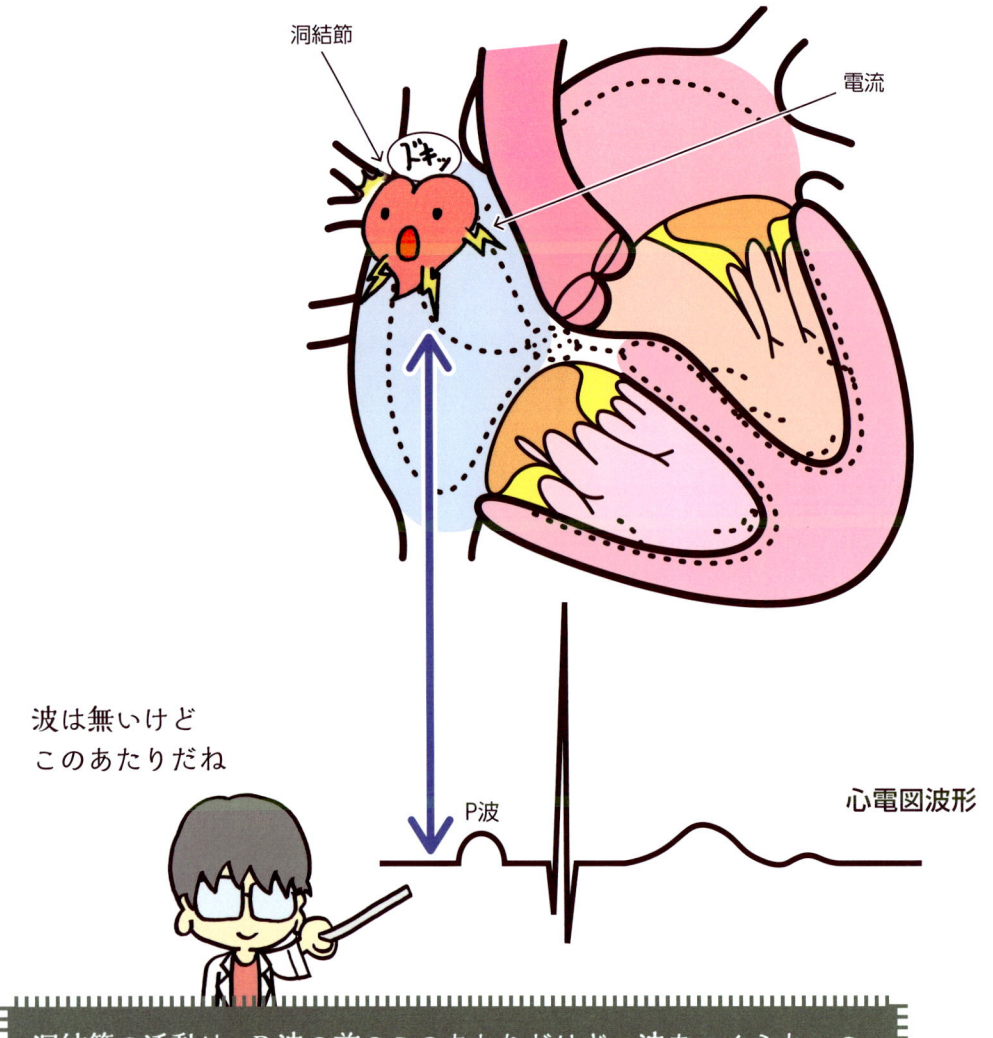

洞結節

電流

波は無いけど
このあたりだね

P波

心電図波形

> 洞結節の活動は、P波の前のこのあたりだけど、波をつくらないのでわかりません！

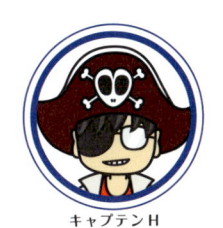

キャプテンH：洞結節は、右心房の右側上部に位置していて、心臓の中で目覚まし時計のような働きをしている。時間になるとアラームを鳴らすように、電気的興奮を発生させるんだ。

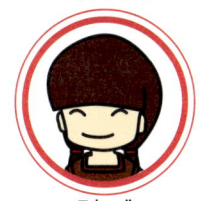

エトール：どの波かしら？

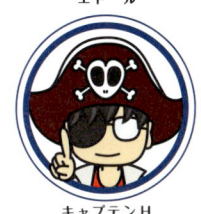

キャプテンH：残念だが、洞結節の電気的興奮は、体表面の心電図ではとらえることができない。波をつくらないのさ。

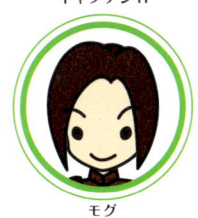

モグ：つまり、洞結節の活動は、心電図ではわからないってことですね。

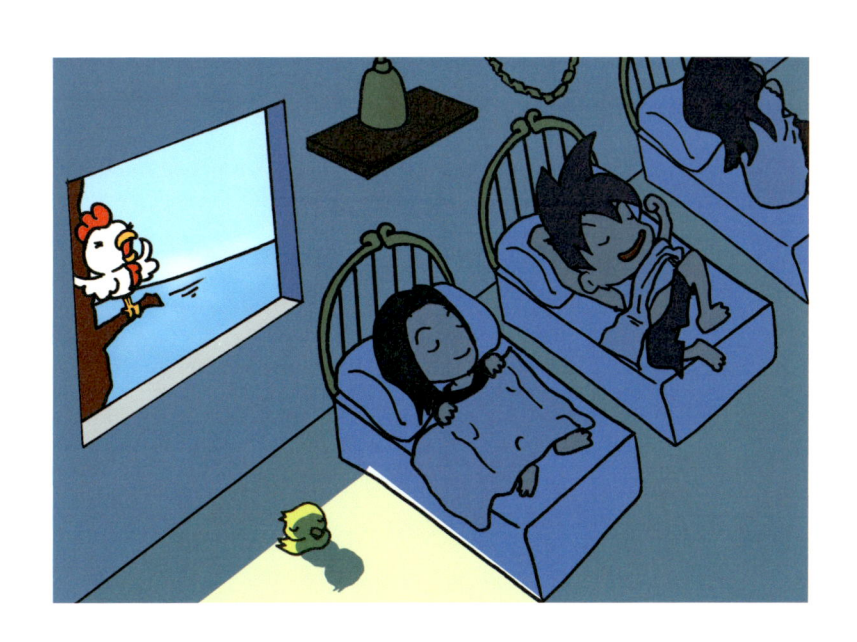

洞結節の興奮は、心臓の電気的活動の始まりを意味しています。しかし、その電気的興奮は、体表面の心電図ではとらえることができません。ちょうど、鶏が鳴いても、まだみんな寝静まっているキャプテンHの家のようですね。

P波の意味
～ 心房の興奮＝心臓の朝 ～

正常心電図の先頭に現れるP波は、心房筋の電気的興奮に一致します。

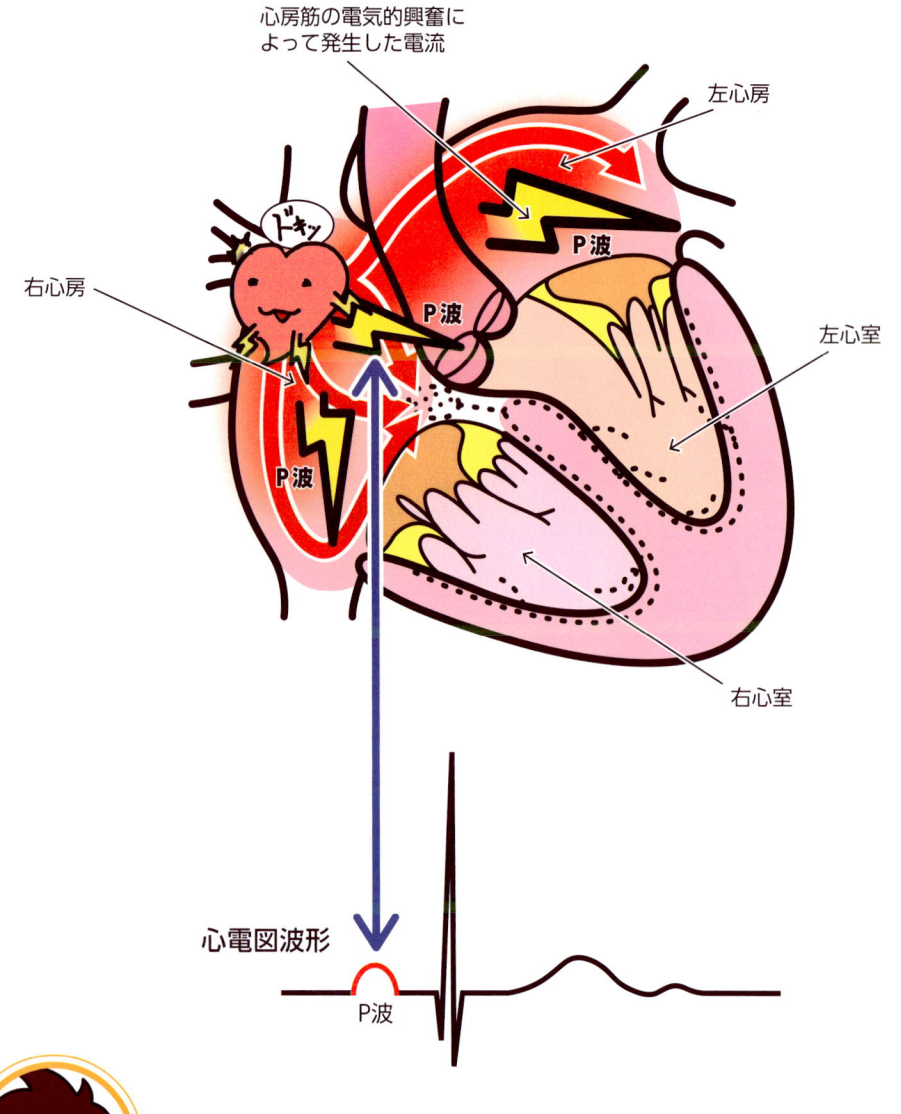

心房筋の電気的興奮によって発生した電流

左心房

右心房

左心室

右心室

P波

心電図波形

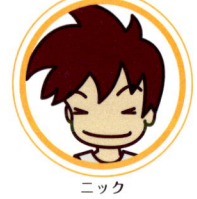

やっぱり、プリンにしか見えない！

ニック

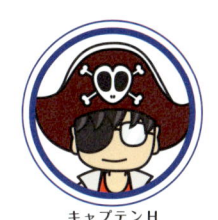

キャプテンH: 洞結節で発生した電気的興奮は、右心房と左心房に伝わる。心房筋が電気的に興奮する時に発生する電流がP波をつくるのさ。

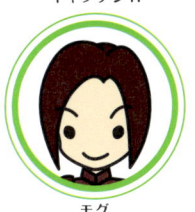

モグ: P波は、心房の電気的興奮を示しているってことですね。

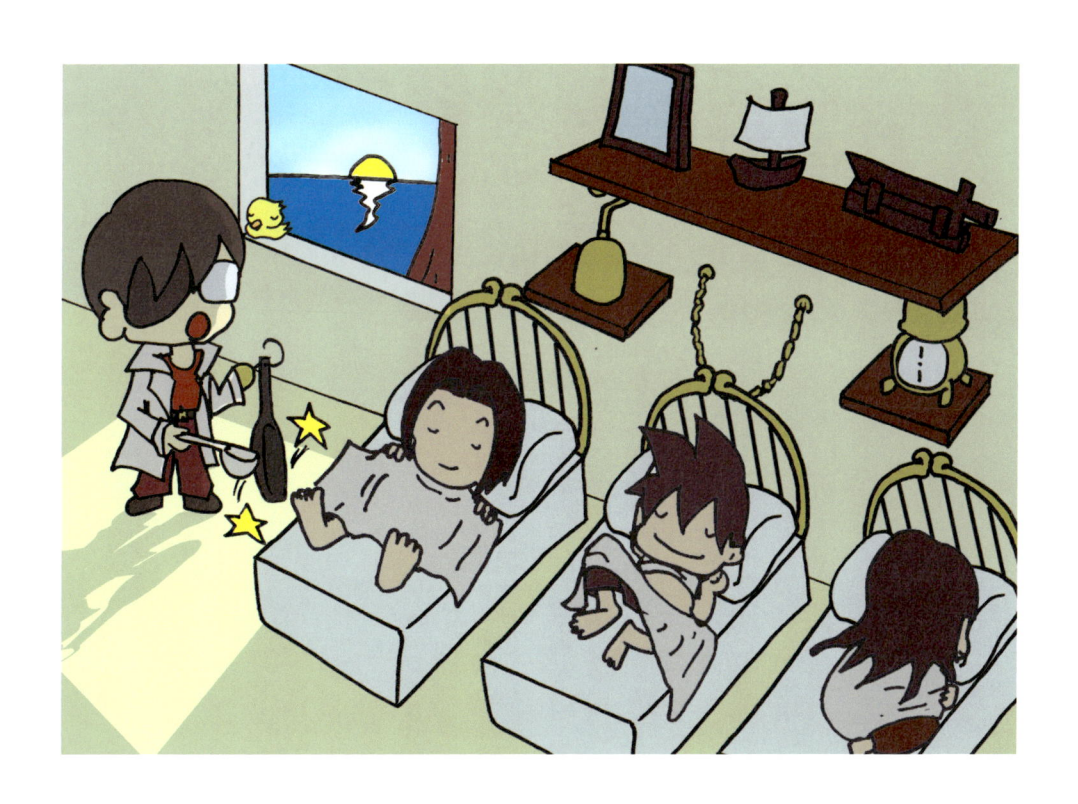

心臓のポンプとしての仕事は、心房の電気的興奮から始まります。心房の収縮によって心房内の血液が心室内へ押し込まれます。3人を起こそうとしているキャプテンHが心房で、まだ眠っている3人が心室のようですね。おっと、窓から見える日の出の太陽は、まるでP波の形をしてますよ。

PQ区間の意味
〜心電図波形に現れない房室接合部の興奮〜

　P波とQRS波の間の短いPQ区間にはどんな意味があるのでしょうか。心房興奮の最中、P波の中頃で電気的興奮は房室結節に伝わります。そして電気的興奮は、房室結節をゆっくりと伝導し、ヒス束を経て、心室へ向かいます。

　この、遅い伝導がP波とQRS波の隙間をつくるのです。

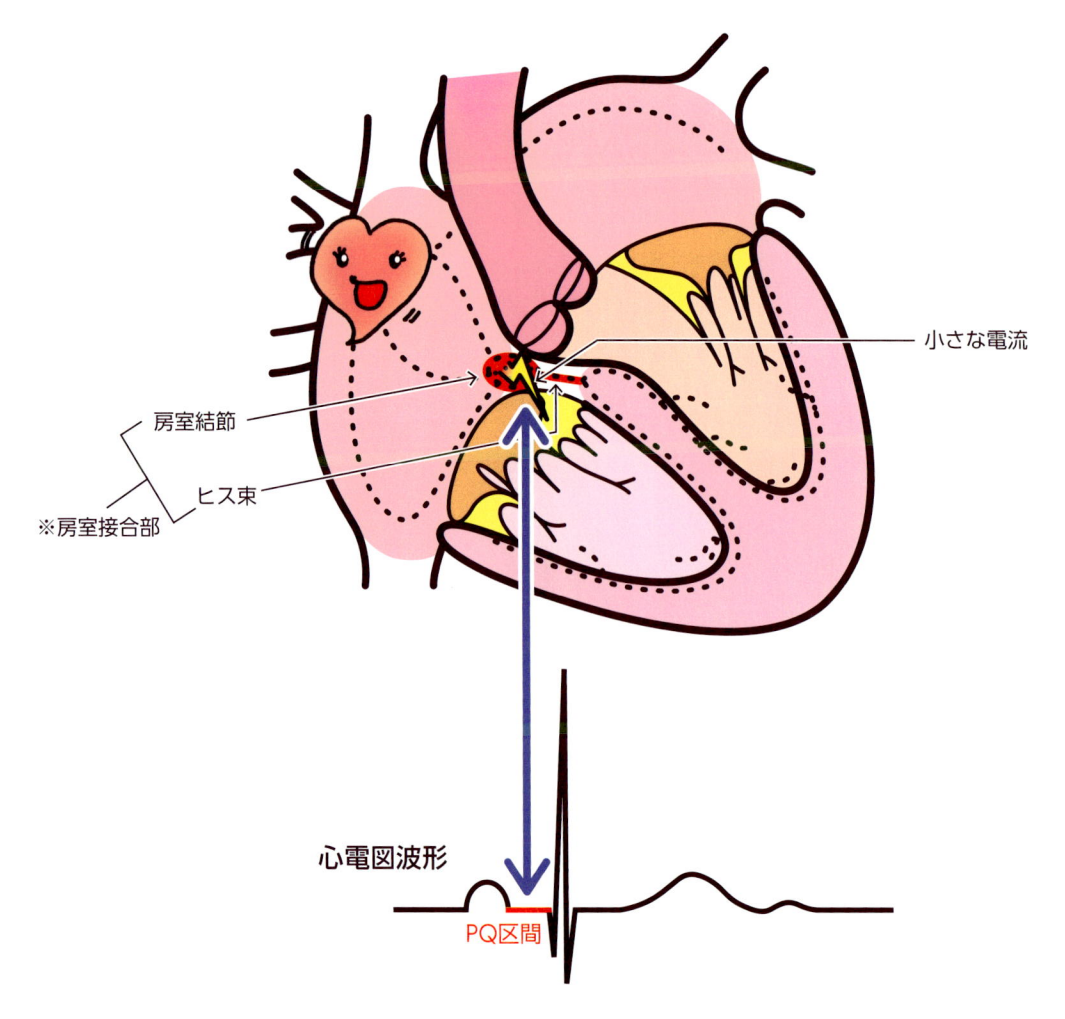

※ 房室結節とヒス束を合わせて、房室接合部と呼びます。

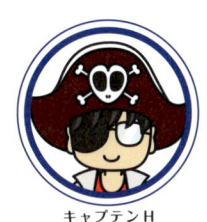

キャプテンH: 心房の電気的興奮は、房室結節に伝わる。房室結節では電気的興奮の伝わる速さ（刺激伝導速度）が遅く、通り抜けるのに時間がかかる。

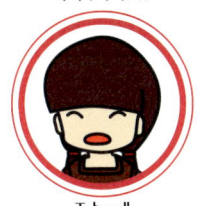

エトール: 房室結節って、のんびりしてるんですね。

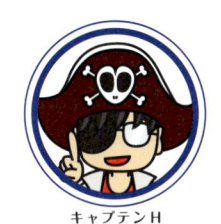

キャプテンH: 房室結節とヒス束つまり房室接合部を電気的興奮が伝わる時に発生する電流は小さく、体表面から記録する心電図には、波をつくらない。だから平坦なPQ区間ができるのさ。

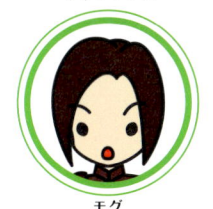

モグ: どうして、わざわざ時間をかけるんですか？

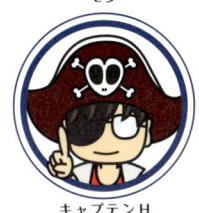

キャプテンH: 心房収縮によって血液が心室へ送り込まれる時間をかせいで、心拍出に有利に働いているんだ。

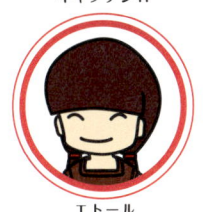

エトール: 時には、待つことも大切ってことですね。

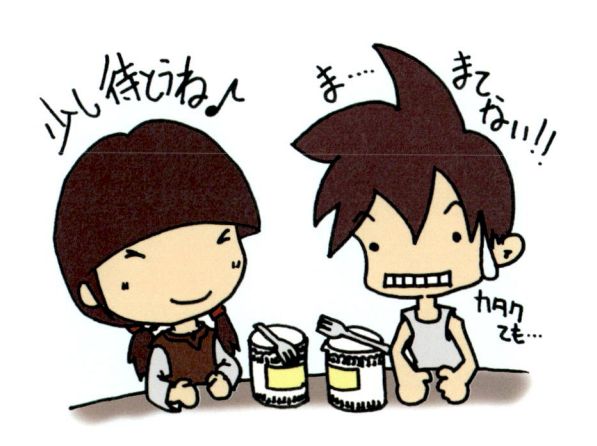

心室内伝導がつくるQRS波
〜 仕事開始の号令 〜

　正常のQRS波は、幅が1.5mmから2.5mm程度と狭く、それでいて高さはあるので、一番目立っています。心室全体に素早く電気的興奮が伝わるため、QRS間隔は狭くなり、一方、厚い心筋を流れる電流は大きいため、大きな波形の振れをつくるのです。

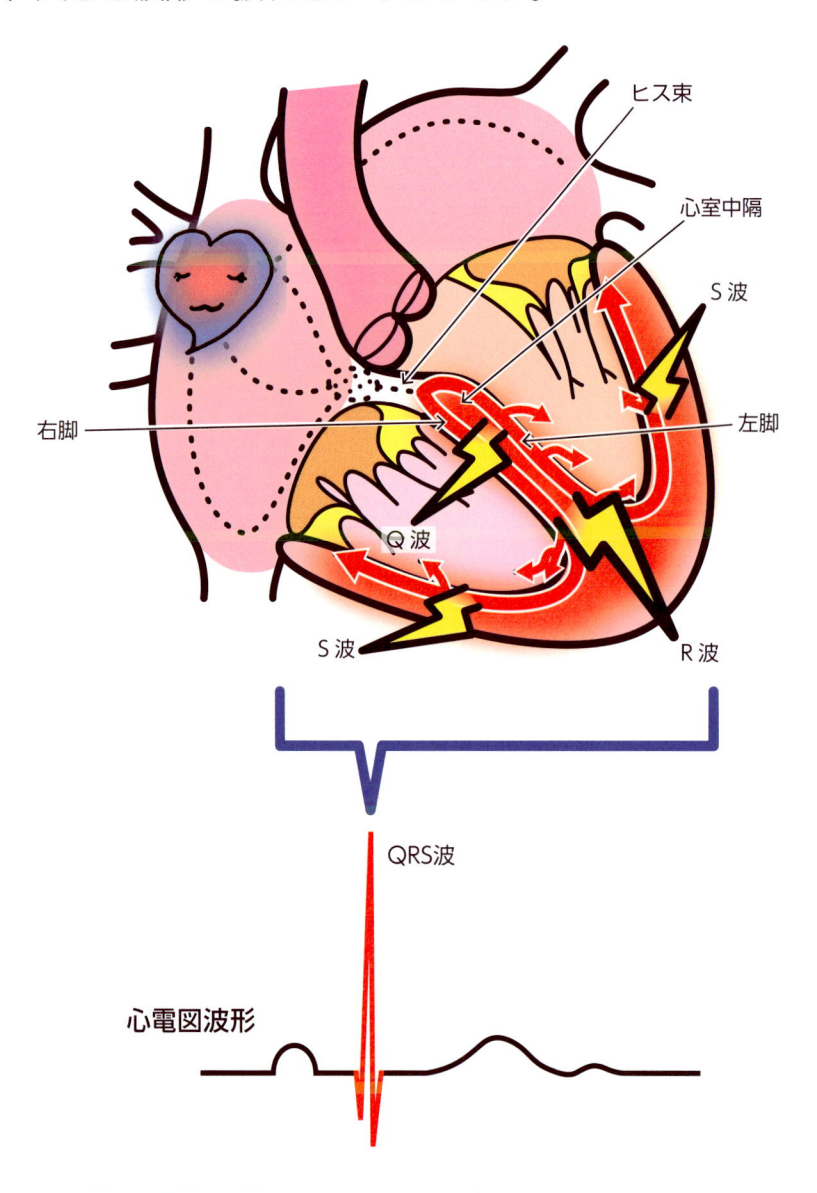

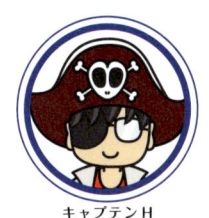

キャプテンH: ヒス束は心室中隔で右脚と左脚に分かれ、さらに細かいプルキンエ線維となり、広く心室全体へ素早く電気的興奮を伝える。

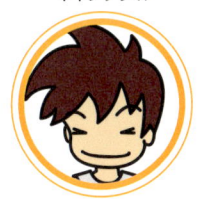

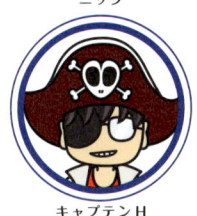

ニック: 素早くですね！

キャプテンH: そうだ。そして、心室の内側から外側へ電気的興奮が一気に流れ、これが心臓の外へ向かう大きな電流を発生させQRS波をつくるってわけさ。

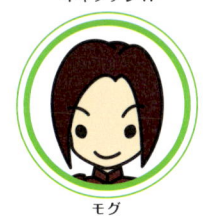

モグ: QRS波は、心室の電気的興奮の始まりですね。

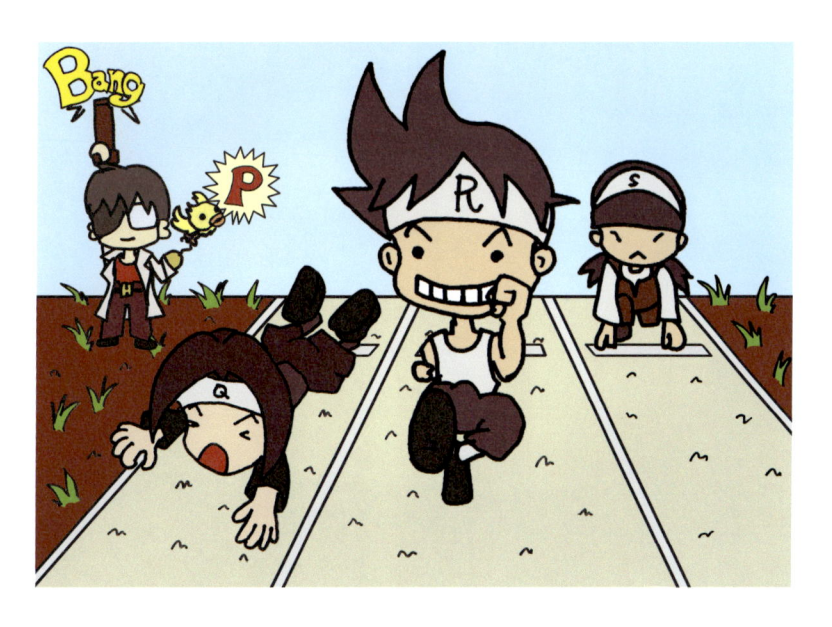

Bang！　キャプテンHの合図に、驚いたひよこが、ピー（P波）。いきなり転ぶモグ（Q波）、飛び出すニック（R波）、ちょっと遅れて走り始めるエトール（S波）。3人は一斉に走り出すのですが、少しだけずれてしまいました。
洞結節の命令は、心房でP波をつくり、その後、房室結節、ヒス束から脚、プルキンエ線維を通って、心室筋は一気に興奮しQRS波をつくります。

第3話　波の意味を学ぶ　刺激伝導と波形の成り立ち

ST部分の意味
～ 仕事の真っ最中 ～

　正常心臓のST部分は基線の高さに一致し、一見、静かです。でも実際は……。

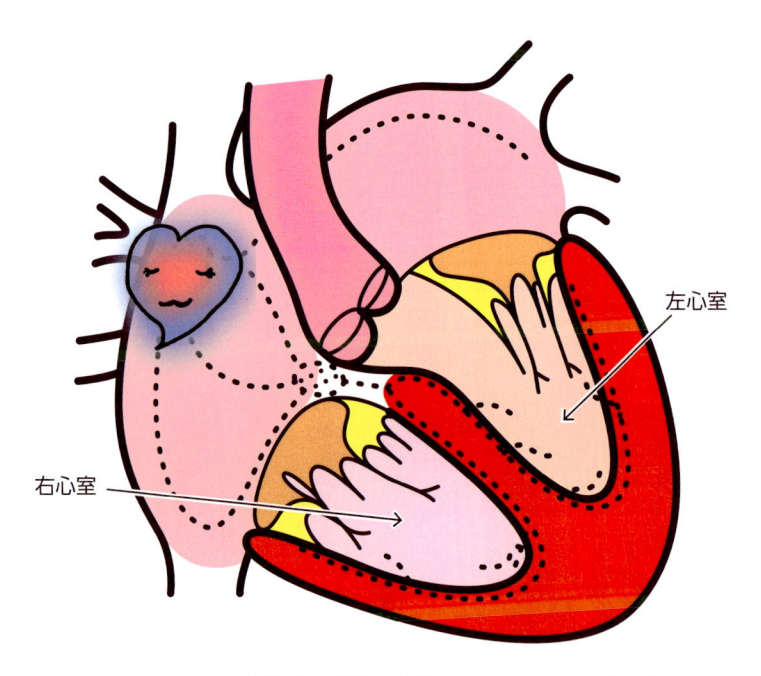

左心室

右心室

心室全体が均一に興奮すると電流は発生しない

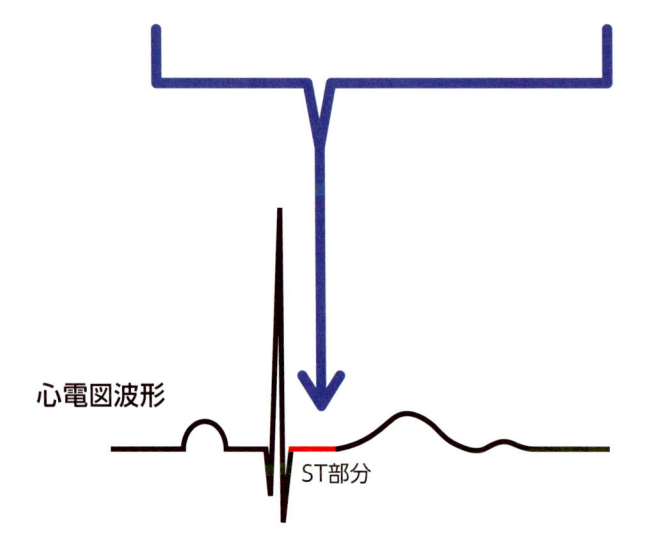

心電図波形

ST部分

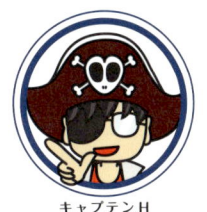

キャプテンH：心室全体が均一に興奮すると、心筋細胞の間に電位差が無くなり、電流も発生しない。従って、心電図の示す電位は、0mVとなり、基線に戻る。これがST部分をつくるってわけさ。

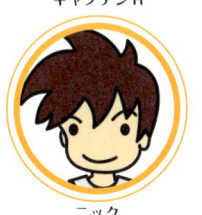

ニック：ST部分では、心室が働きまくってるってことですね。

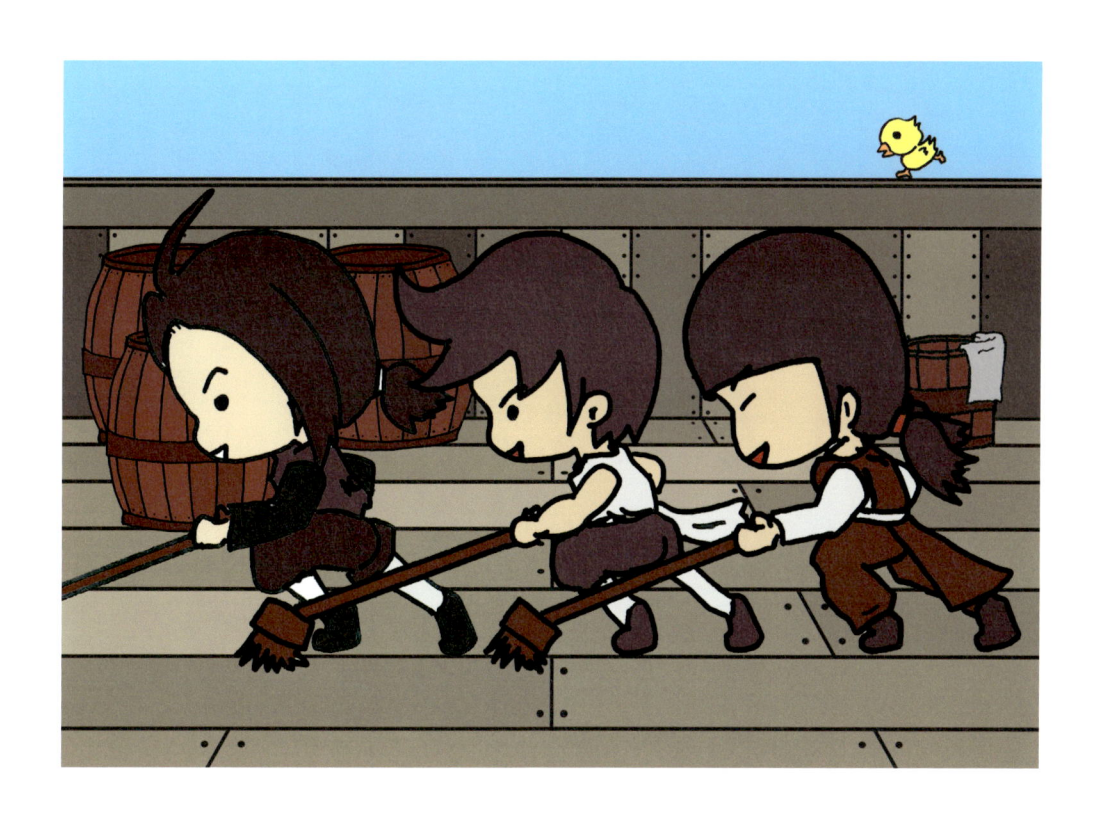

心室興奮の極期に相当する場所では、細胞内電位はすべて高い活動電位で一致し、電位差がなく心筋細胞間を電流は流れず、心電図は0mVを示す基線に戻ります。みんなが一生懸命働いていると、差別はできませんね。細胞内電位や活動電位については、第8話 p.120 に書いてありますよ。

T波の意味
〜 帰り支度を始めよう 〜

　心室筋の電気的興奮は、やがて急速に冷めて電位を下げます。この過程で心筋細胞間に生じる電位差が電流を生みT波をつくります。つまりT波は、心室筋の電気的興奮の終了を意味しています。

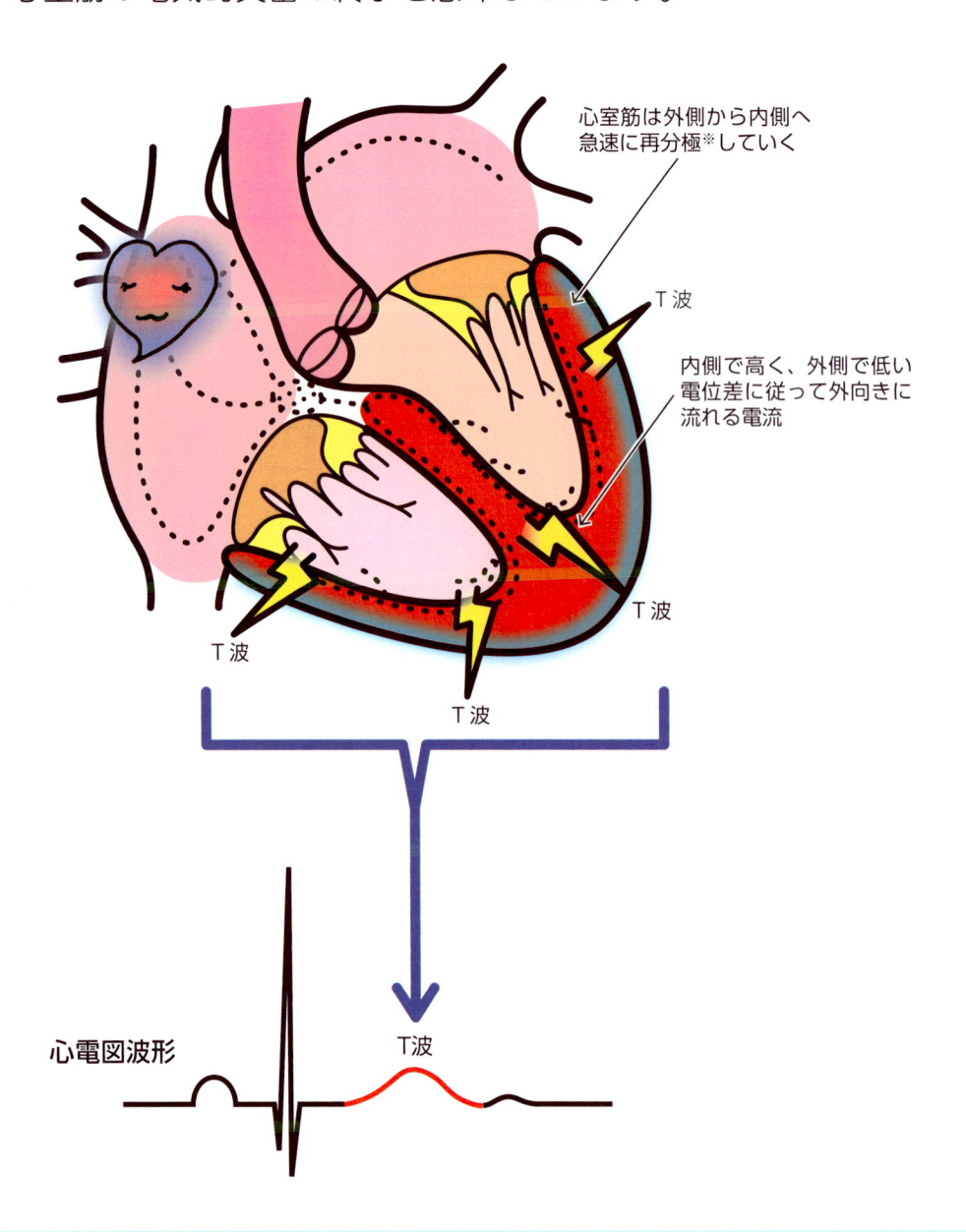

心室筋は外側から内側へ急速に再分極※していく

T波

内側で高く、外側で低い電位差に従って外向きに流れる電流

T波

T波

T波

心電図波形　　T波

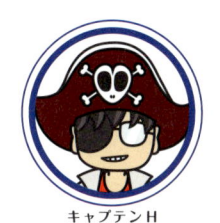

キャプテンH: 心室の電気的興奮の後半では、心室筋は外側から内側へ急速に再分極していく。この時、内側で高く外側で低い電位差に従って、心室の外向きに流れる電流がT波をつくるんだ。

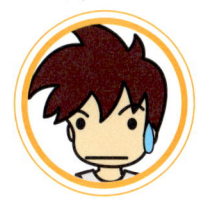

ニック: ぜんぜん、わからん！

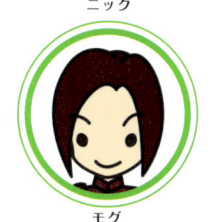

モグ: 心室筋が休憩に向かっていく時にできる波形がT波ってことですね。

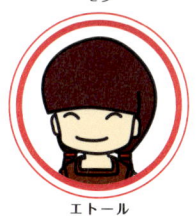

エトール: そう思えばいいんだ。

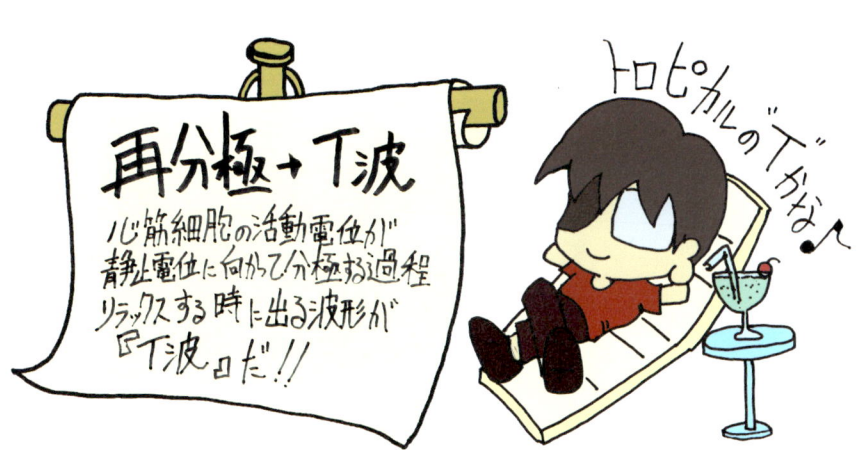

第3話 波の意味を学ぶ　刺激伝導と波形の成り立ち

再分極 → T波

心筋細胞の活動電位が静止電位に向かって分極する過程リラックスする時に出る波形が『T波』だ!!

トロピカルの"T"かな♪

※再分極
拡張期心室筋の細胞内電位"静止電位"は、-90mVと細胞外よりもマイナスに"分極"しています。細胞内へ陽イオンが流入し細胞内電位が0mVまで上昇し分極がなくなる過程を"脱分極"と呼びます。脱分極に始まる活動電位は、-90mVに向けて再び分極していきます。この過程を再分極と呼びます。再分極は終盤で急速に進み、この時相を特に再分極急速相と呼びます。この再分極急速相で発生する電流がT波をつくります（詳しくは第8話 p.120　静止電位と活動電位参照）。

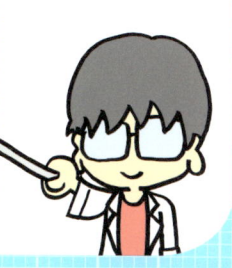

U波の意味
〜誰かが遅くまで残業？〜

　U波の成因については、まだわかっていない点がありますが、まずは、T波の後で出現するU波と呼ばれる波があることは覚えておいてください。

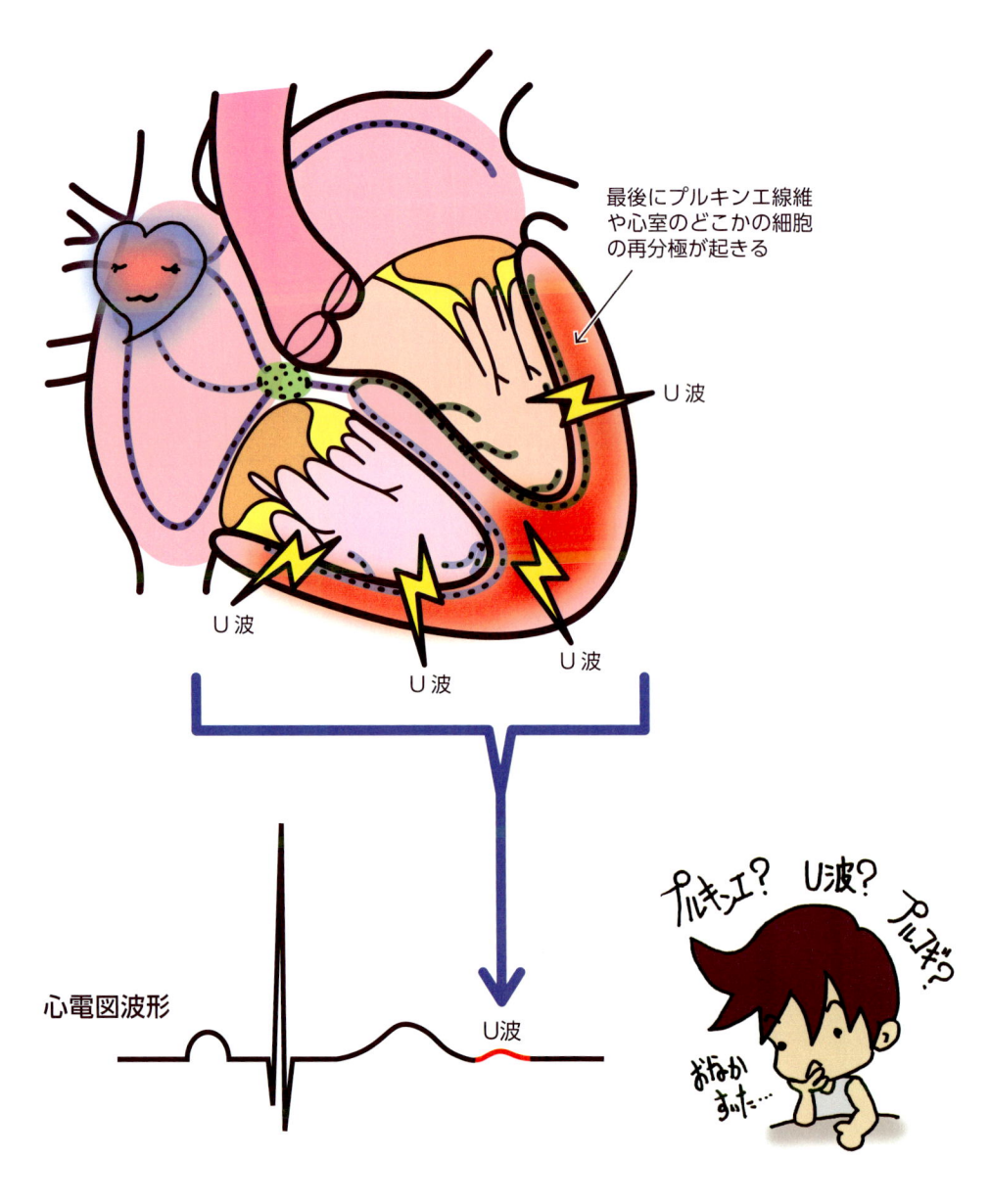

最後にプルキンエ線維や心室のどこかの細胞の再分極が起きる

U波

U波

U波

U波

心電図波形

U波

プルキンエ？　U波？　プルキギ？

おなかすいた…

基線について
～ 平坦で真っすぐは、電流のない証拠 ～

　すべての心筋細胞が静止電位（→ p.120）になると、電流は発生せず、平坦で真っすぐな基線をつくります。全員お休み中というわけです。

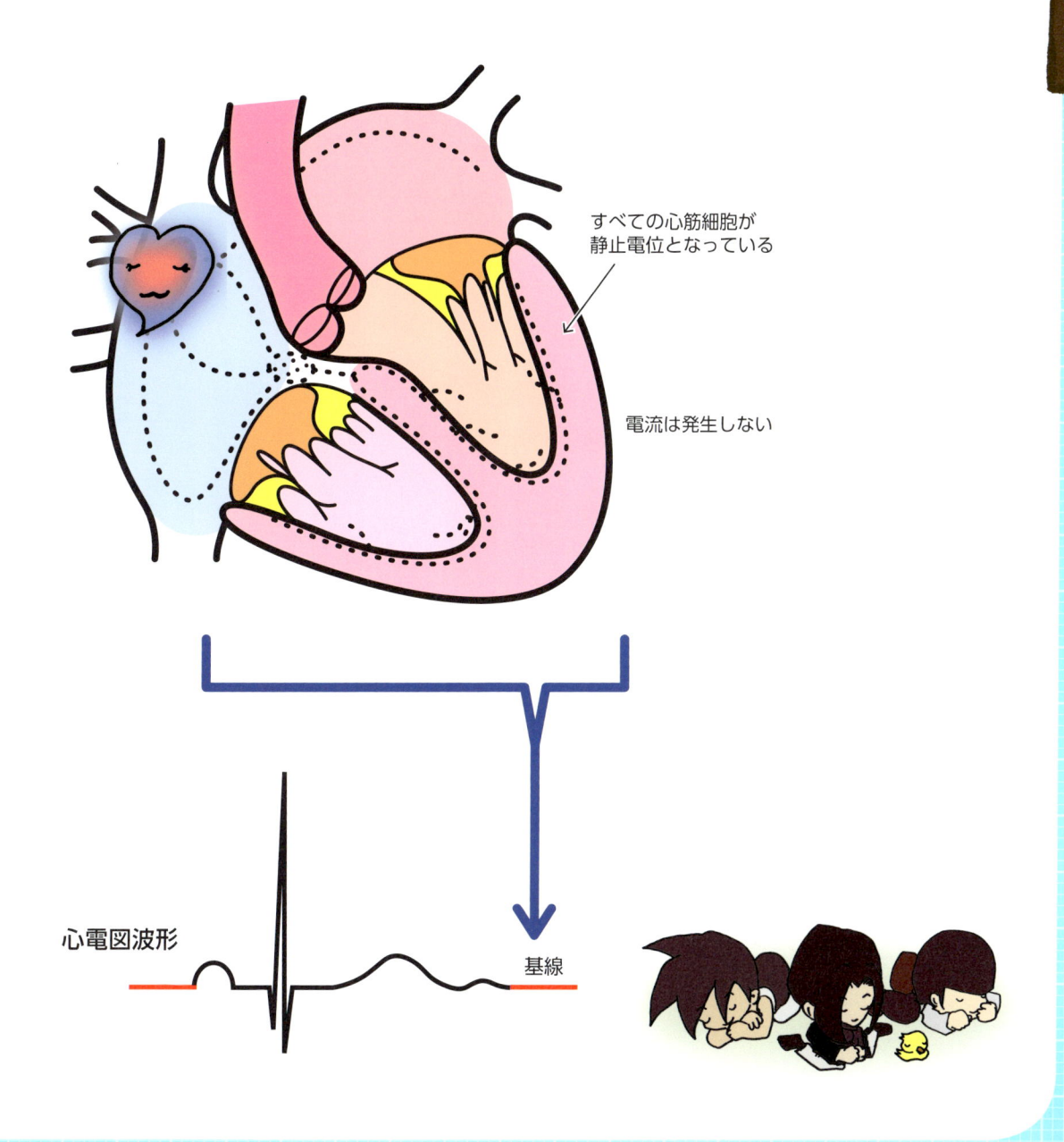

すべての心筋細胞が
静止電位となっている

電流は発生しない

心電図波形　　　　　　　　　　　　基線

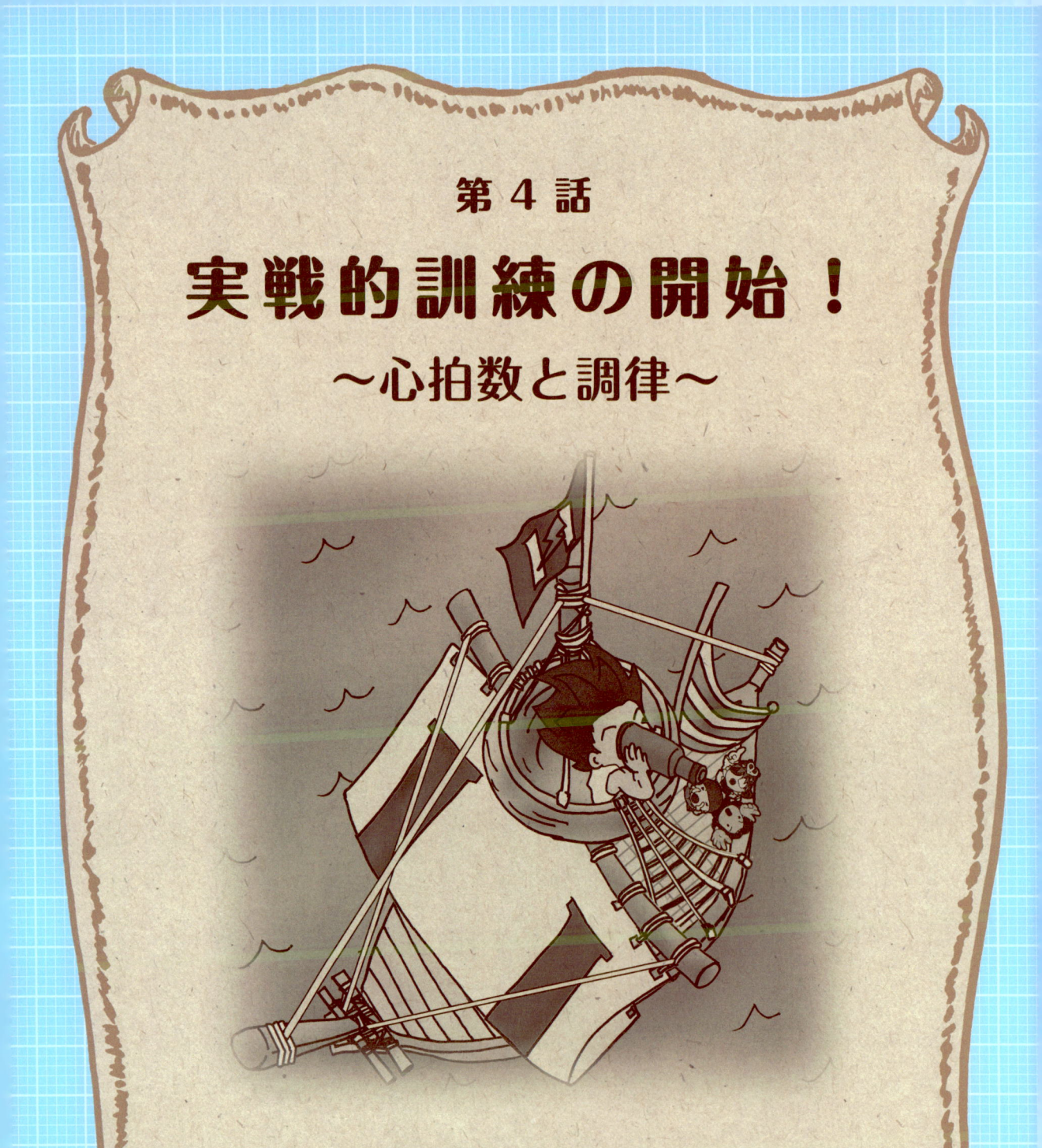

第4話
実戦的訓練の開始！
〜心拍数と調律〜

波形の基本を教わった3人。
いよいよ実際の波を学ぶため
船で海に乗り出した。

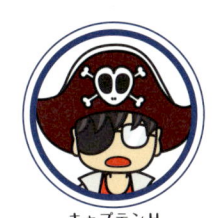

キャプテンH: ニーーク、しっかりと波を見ろよおーーーー！最初は、1分間に向かってくる波の数を数えるんだぞー！

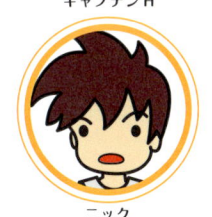

ニック: 小さすぎて数えられませーん！

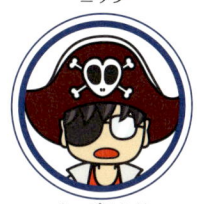

キャプテンH: つーぎーはー、波の来る方向を、見極めろー！

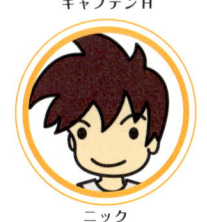

ニック: なんだか、遠くに見えてわかりませーーん！

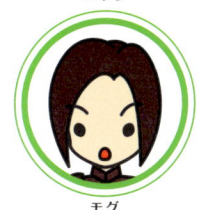

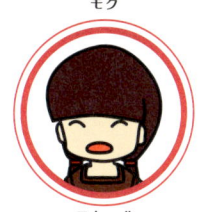

モグ: 望遠鏡、反対向き。

エトール: あらら••••••••••••••••。

> 第4話の中では、心拍数の数え方や様々な調律（リズム）について勉強します。ニックたちも、いよいよ船に乗って、操船の訓練に入ります。

第4話 実戦的訓練の開始！ 心拍数と調律

心拍数
(HR: heart rate)
〜 心電図を見れば心拍数がわかる！ 〜

　心拍数は、1分間の心拍動回数です。通常の記録条件では、1秒が25mmだから、1分は、25×60=1,500mm。1,500mmの中にRR間隔がいくつあるかで計算できます。

　心拍数の正常範囲は、成人では、60/分以上、100/分未満です。

　心拍数が60/分未満を徐拍(bradycardia)、100/分以上を頻拍(tachycardia)と呼びます。

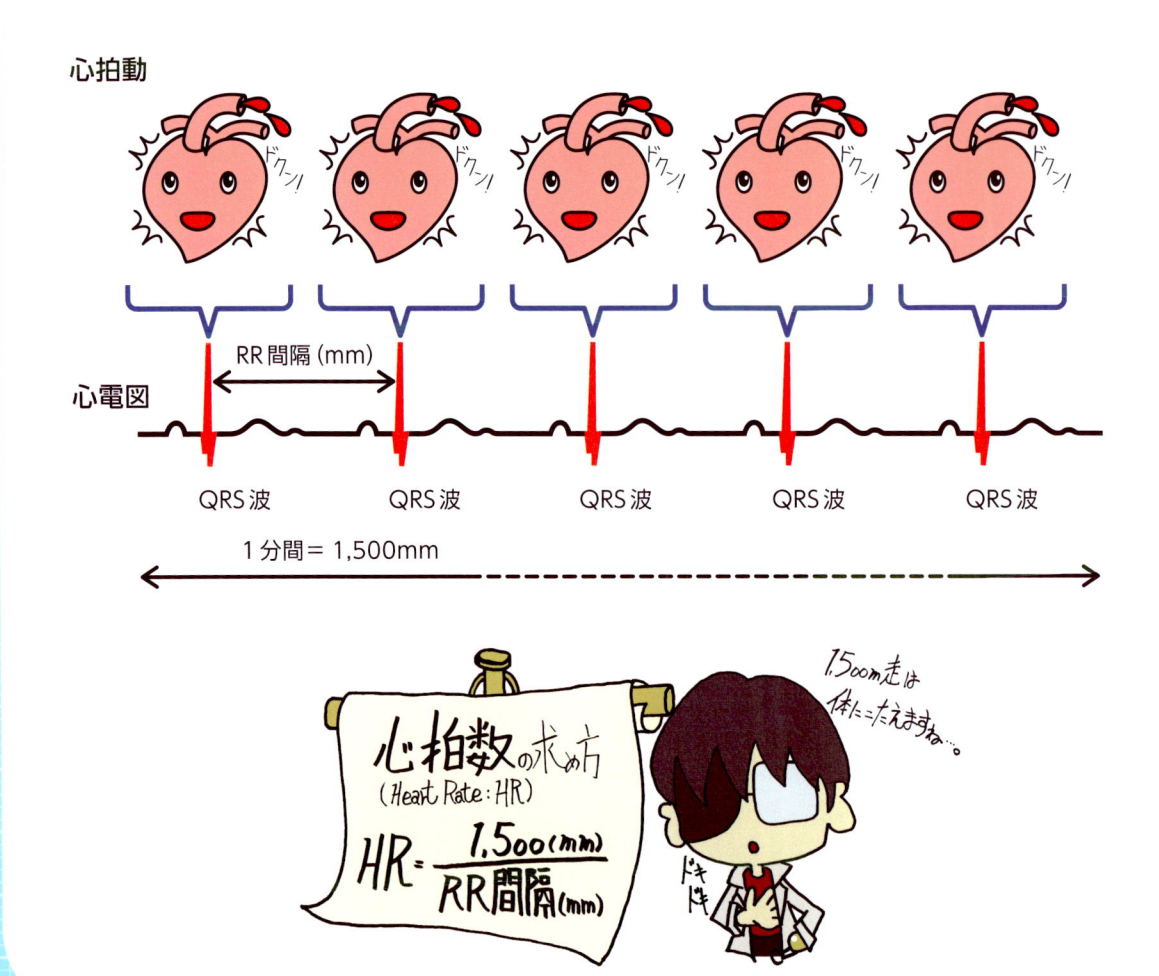

心拍動

心電図

RR間隔(mm)

QRS波　QRS波　QRS波　QRS波　QRS波

1分間= 1,500mm

心拍数の求め方
(Heart Rate: HR)

$$HR = \frac{1,500 (mm)}{RR間隔 (mm)}$$

1,500m走は体にこたえますね…。

リズムをつくる自動能
～ 心臓には自動能のある細胞がいっぱい ～

　自動能のある細胞は、中に時計があって、時間になると自動的に目を覚まします。

　心臓の中には、自動能を持った細胞がいろいろな所に存在しています。

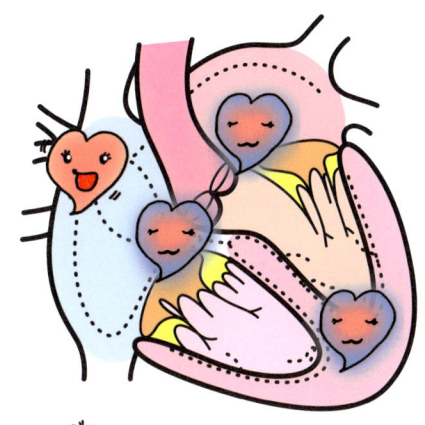

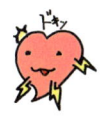

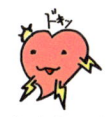

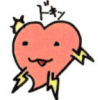

おはよー！　おはよー！　おはよー！　おはよー！

細胞内電位

おやすみー　おやすみー　おやすみー　おやすみー　おやすみー

　自動能の正体は、細胞内電位の規則的な変動です。

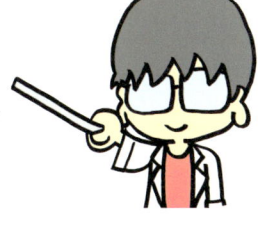

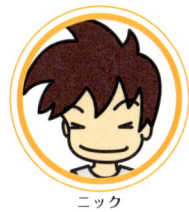

第4話　実戦的訓練の開始！　心拍数と調律

ニック: 俺だって、朝になれば、一人で起きるよ。自動能ありだね。

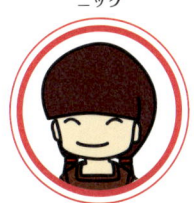

エトール: 私は、起こされても起きない。

洞調律
sinus rhythm（サイナス リズム）
～ 洞結節が心拍動をコントロールする調律 ～

洞結節で発生した電気的興奮が、心房、房室結節、ヒス束、脚、プルキンエ線維を経て、心室に伝わり、心室の収縮を引き起こし、心拍動をコントロールします。

- 洞結節
- ♥ 自動能に従って洞結節が興奮する
- 電気的興奮は心房内を正常に伝わる
- 電気的興奮は、房室結節、ヒス束を通り心室に伝わる
- 心室内の電気的興奮の伝わり方は正常

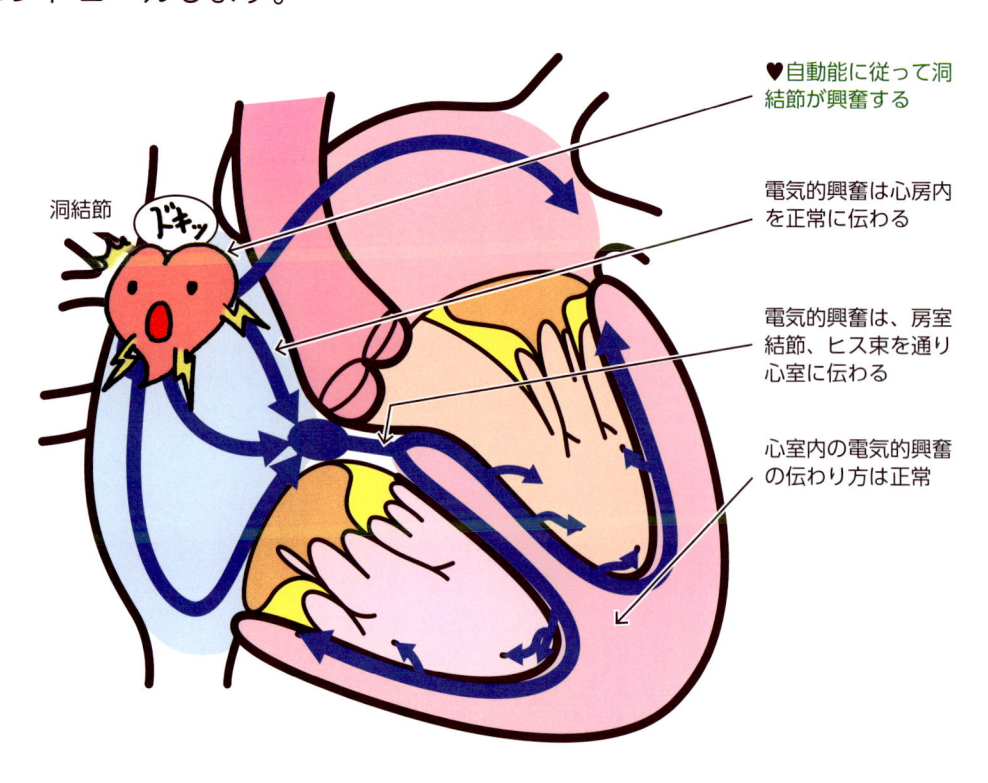

図説のルール

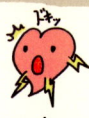

- 生理的な電気的興奮の発生
- 異常な電気的興奮の発生
- 正常な伝導
- 異常な伝導

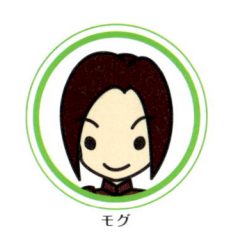

モグ「サイナス・リズムって、正常ってことですね。」

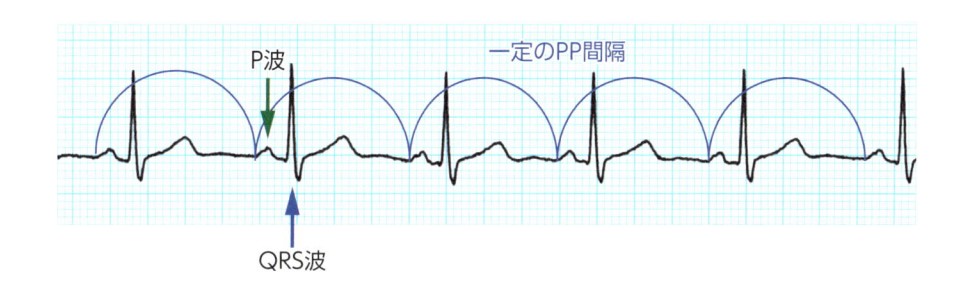

P波　一定のPP間隔

QRS波

第4話 実戦的訓練の開始！ 心拍数と調律

◆ 心電図波形の特徴 ◆

・一定のPP間隔で現れるP波がある。
・P波に続くQRS波が調律をつくる。
・心拍数は、60/分以上、100/分未満で正常範囲が多い。
　心拍数が、60/分未満の場合は、洞性徐拍と呼ぶ。
　心拍数が、100/以上の場合は、洞性頻拍と呼ぶ。

経過観察　厳重注意　緊急対応　**緊急性の程度**

緊急性の程度は、あくまでも"目安"です。
重症度は、不整脈の原因や、疾患の背景によって異なります。

57

心房調律
atrial rhythm
アトリアル　リズム
〜 心房が心拍動をコントロールする調律 〜

　心房調律では、心房で発生した電気的興奮が、房室結節、ヒス束、脚、プルキンエ線維を経て、心室に伝わり心室収縮を引き起こし、心拍動をコントロールしています。

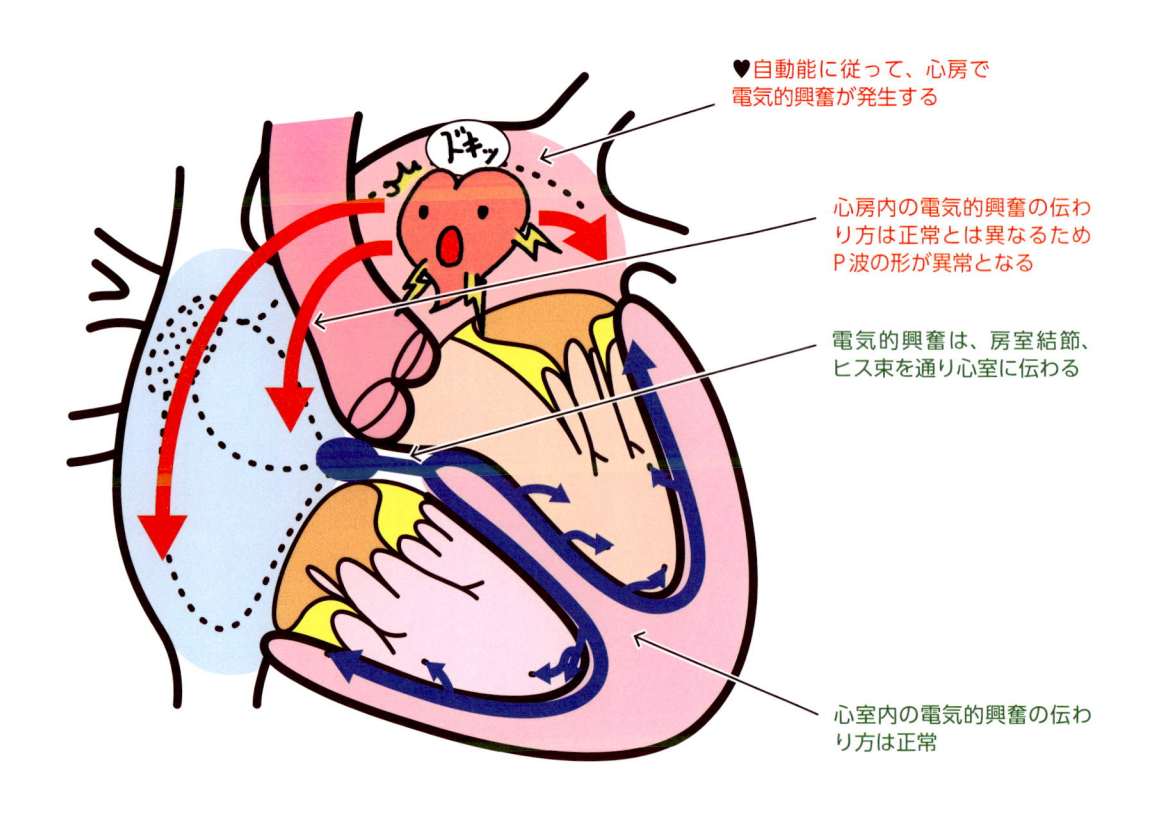

♥ 自動能に従って、心房で電気的興奮が発生する

心房内の電気的興奮の伝わり方は正常とは異なるためP波の形が異常となる

電気的興奮は、房室結節、ヒス束を通り心室に伝わる

心室内の電気的興奮の伝わり方は正常

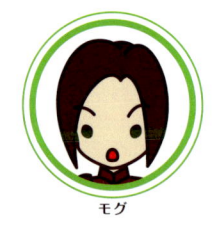

心房の興奮の仕方が正常じゃないから、P波の形が異常になるってことね！

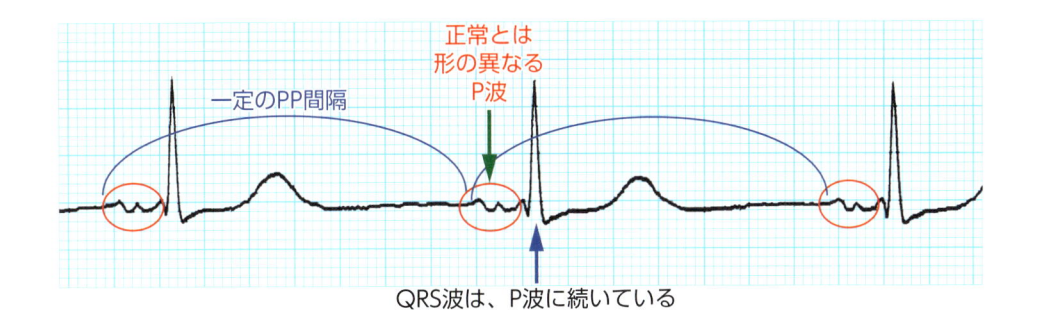

図中注釈:
- 一定のPP間隔
- 正常とは形の異なるP波
- QRS波は、P波に続いている

◆ 心電図波形の特徴 ◆

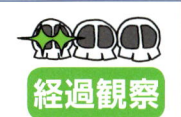

・一定のPP間隔で現れる正常とは形の異なるP波がある。
・P波に続くQRS波が調律をつくる。
・心拍数は、60/分未満で徐拍(徐脈)となることが多い。

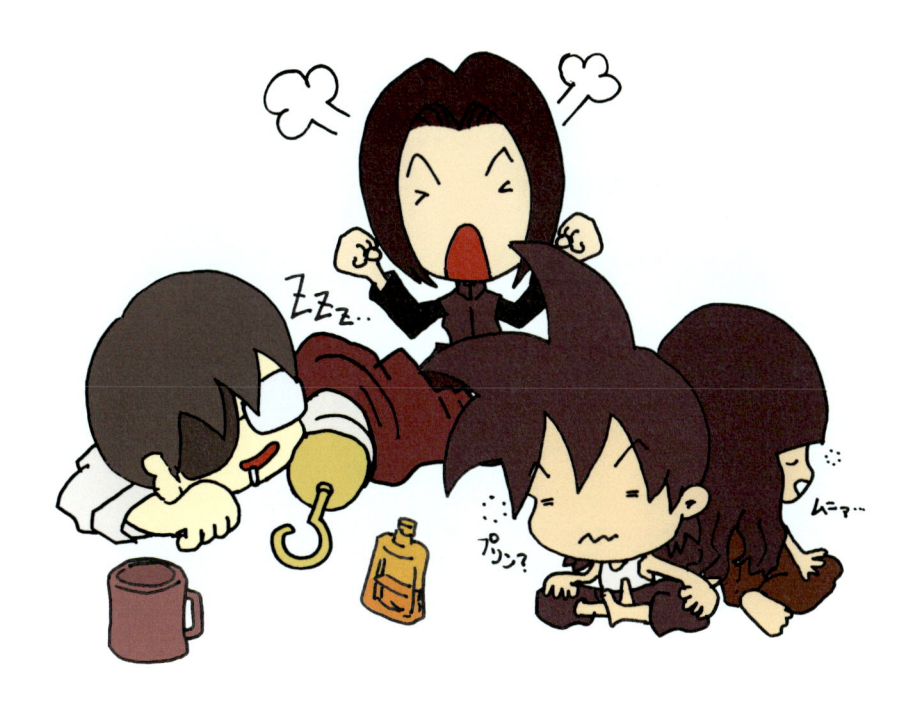

経過観察

第4話 実戦的訓練の開始！ 心拍数と調律

キャプテンHは、二日酔いで眠っています。起こす人がいなくて3人とも朝寝坊。気がついたモグがみんなを起こします。いつもと違う朝になったようですね。心房調律では、洞結節以外の心房のどこかから電気的興奮が始まるため、心房の興奮過程が正常でなく、その結果、P波の形が異常になります。

房室接合部調律
atrioventricular (AV) junctional rhythm
アトリオヴェントリクラール　ジャンクショナル　リズム

~ 房室接合部が心拍動をコントロールする調律 ~

　房室接合部調律では、房室結節とヒス束から成る房室接合部で発生した電気的興奮が、ヒス束、脚、プルキンエ線維を経て、心室に伝わり心室収縮を引き起こし、心拍動をコントロールしています。

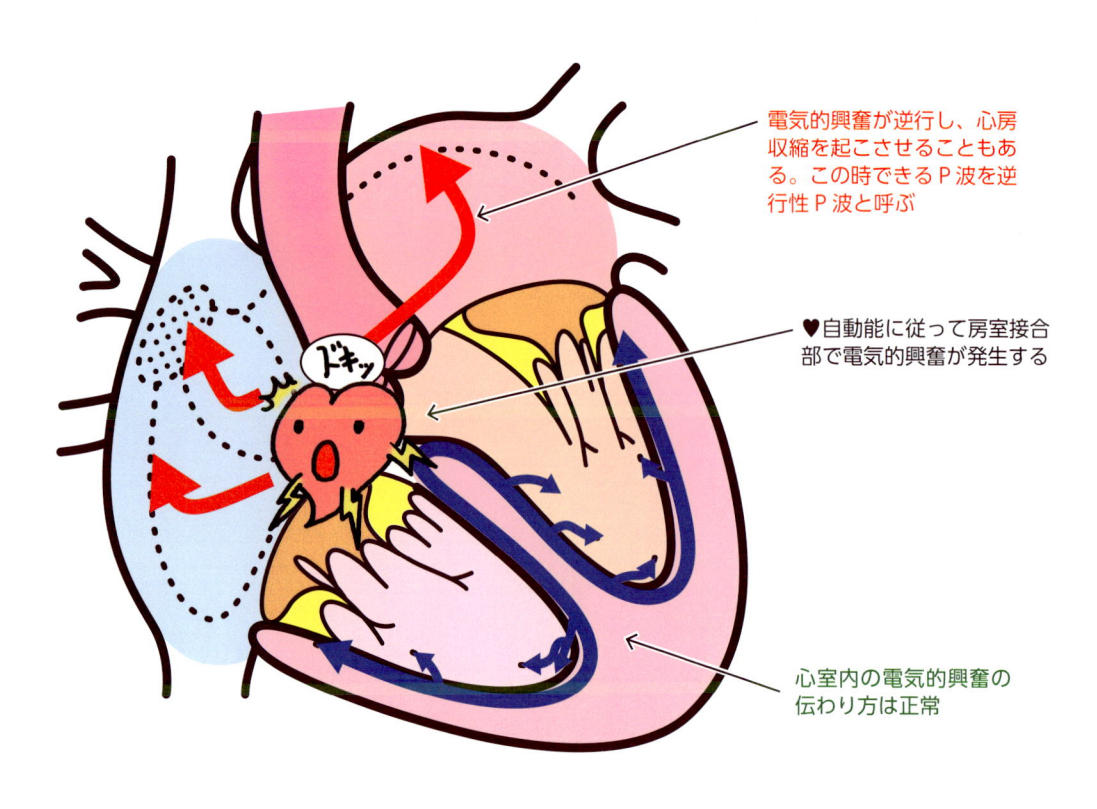

電気的興奮が逆行し、心房収縮を起こさせることもある。この時できるP波を逆行性P波と呼ぶ

♥自動能に従って房室接合部で電気的興奮が発生する

心室内の電気的興奮の伝わり方は正常

エトール

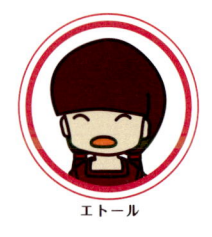

房室接合部から始まる電気的興奮だから、心室の電気的興奮は正常で、QRS波形も正常！　わかった！

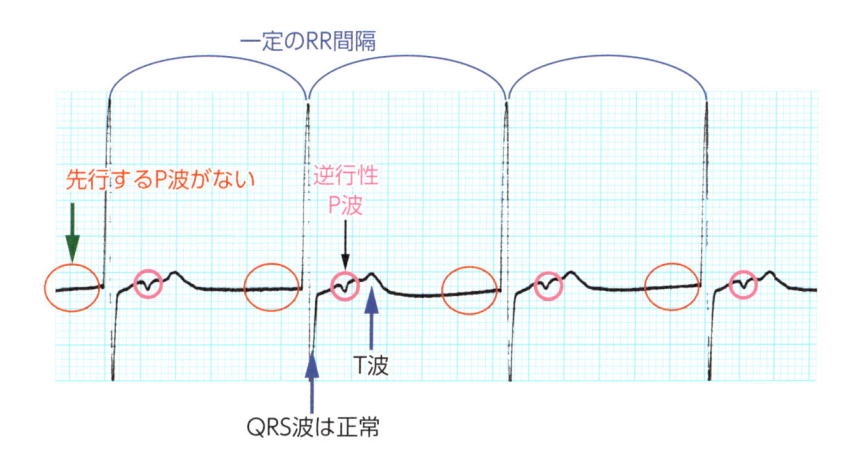

◆ **心電図波形の特徴** ◆

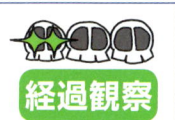

・QRS 波に先行し、その QRS 波につながる P 波はない。
・通常は正常の QRS 波が一定の RR 間隔で出現し、調律をつくる。
・QRS 波の前や後に陰性の逆行性 P 波を認めることもある。
・心拍数は、60/ 分未満で徐拍 (徐脈) となることが多い。

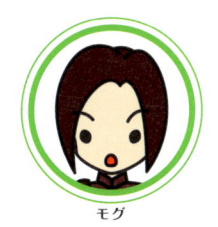

房室接合部調律で見られる逆行性 P 波は、陰性、さかさま。

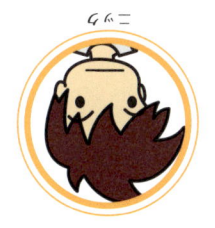

心房は反対向きに興奮するから、P 波も反対を向いて陰性になる！ 逆立ちだな。

心室固有調律
idioventricular rhythm
イディオヴェントリクラール　　　　　　　　　リズム
～ 心室が心拍動をコントロールする調律 ～

心室固有調律では、心室のどこかで発生した電気的興奮が、そのまま心室に伝わり、心室収縮を引き起こし、心拍動をコントロールしています。

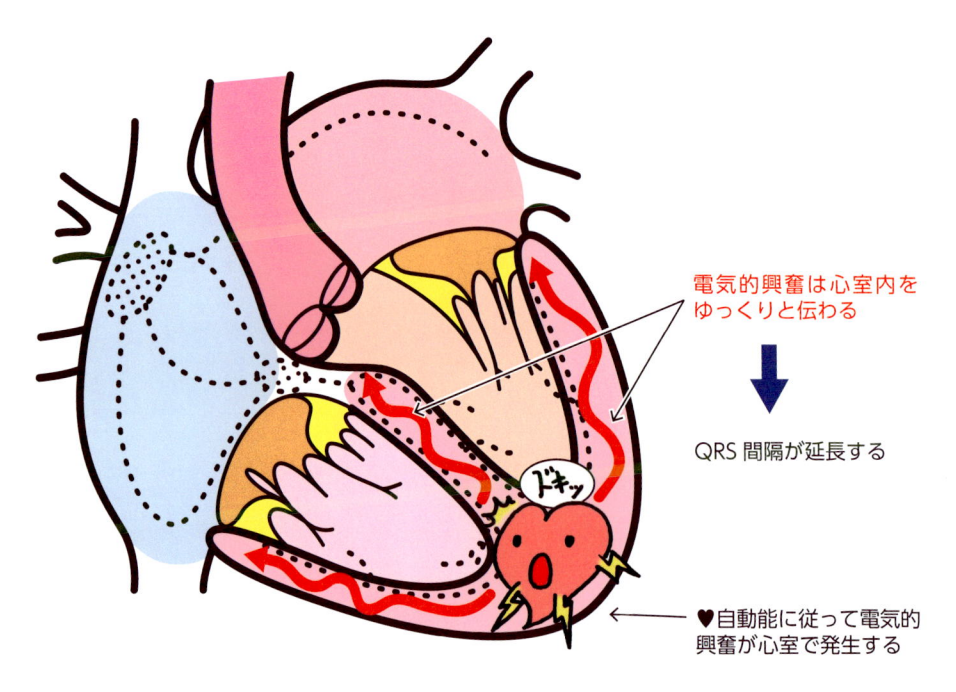

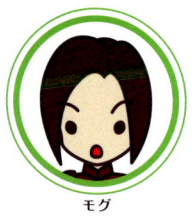

電気的興奮は心室内を
ゆっくりと伝わる
↓
QRS 間隔が延長する

← ♥自動能に従って電気的興奮が心室で発生する

モグ: 心室から始まる電気的興奮だから、心室内の電気的興奮の伝わり方は異常になるんですね。

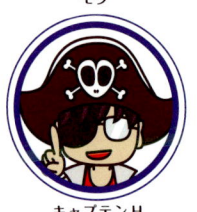

キャプテンH: その通り。刺激伝導路を使えないので、伝わるために時間がかかり、QRS 間隔が広くなる。わかるかな。

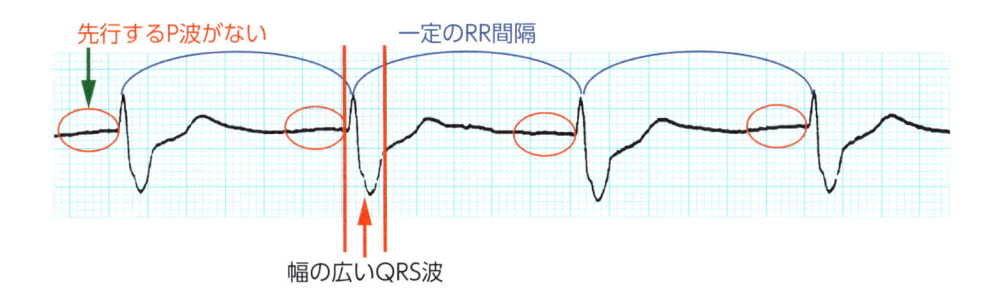

先行するP波がない　　一定のRR間隔

幅の広いQRS波

◆ 心電図波形の特徴 ◆

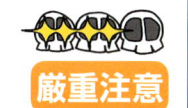

・QRS波に先行し、そのQRS波につながるP波はない。
・幅の広いQRS波が、一定のRR間隔で出現し調律をつくる。
・心拍数は、60/分未満で徐拍(徐脈)となることが多い。

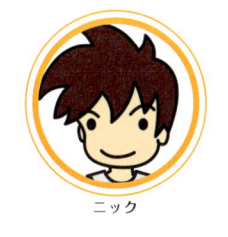

厳重注意

第4話 実戦的訓練の開始！ 心拍数と調律

QRS間隔は、何mmあれば、広いんだあ？

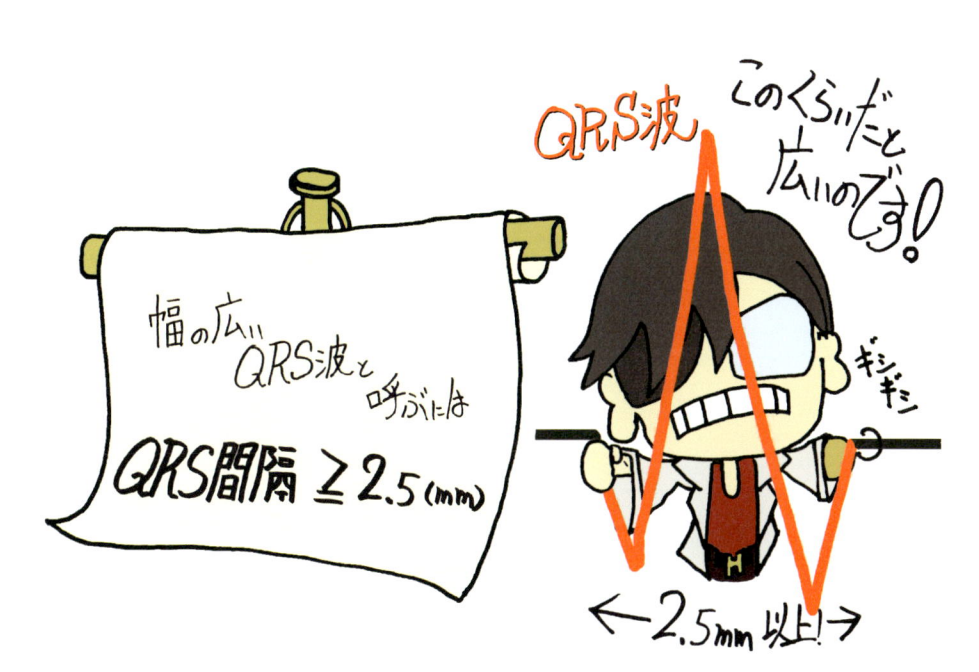

ニック

幅の広いQRS波と呼ぶには QRS間隔 ≧ 2.5(mm)

QRS波
このくらいだと広いのです！
ギシギシ
←2.5mm以上!→

63

人工ペースメーカ調律
～ 機械によって人工的につくられた調律 ～

　人工ペースメーカ (artificial pacemaker) からの電気刺激が、リード線を通して心臓に伝えられ、心室の収縮を引き起こし、心拍動をコントロールします（心室ペーシングの場合）。

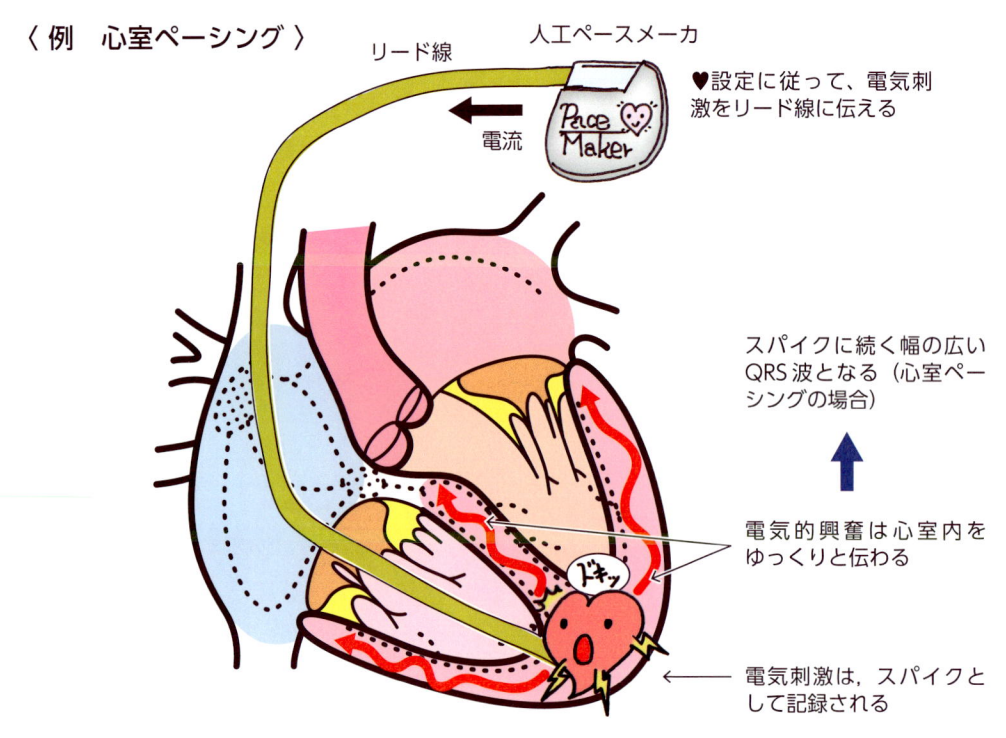

〈例　心室ペーシング〉

リード線　人工ペースメーカ

電流

♥設定に従って、電気刺激をリード線に伝える

スパイクに続く幅の広いQRS波となる（心室ペーシングの場合）

電気的興奮は心室内をゆっくりと伝わる

← 電気刺激は、スパイクとして記録される

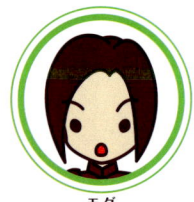

人工ペースメーカからの刺激がスパイクをつくる！

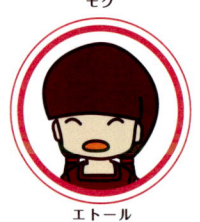

モグ

モグちゃん、頭いーい。

エトール

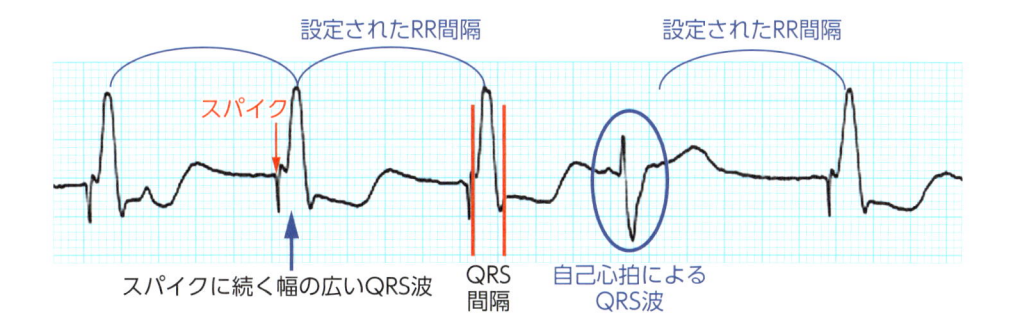

図中ラベル:
- 設定されたRR間隔
- スパイク
- スパイクに続く幅の広いQRS波
- QRS間隔
- 自己心拍によるQRS波

◆ 心電図波形の特徴 ◆

・心室ペーシングの場合は、鋭く尖ったスパイクに続く幅の広いQRS波を認める。

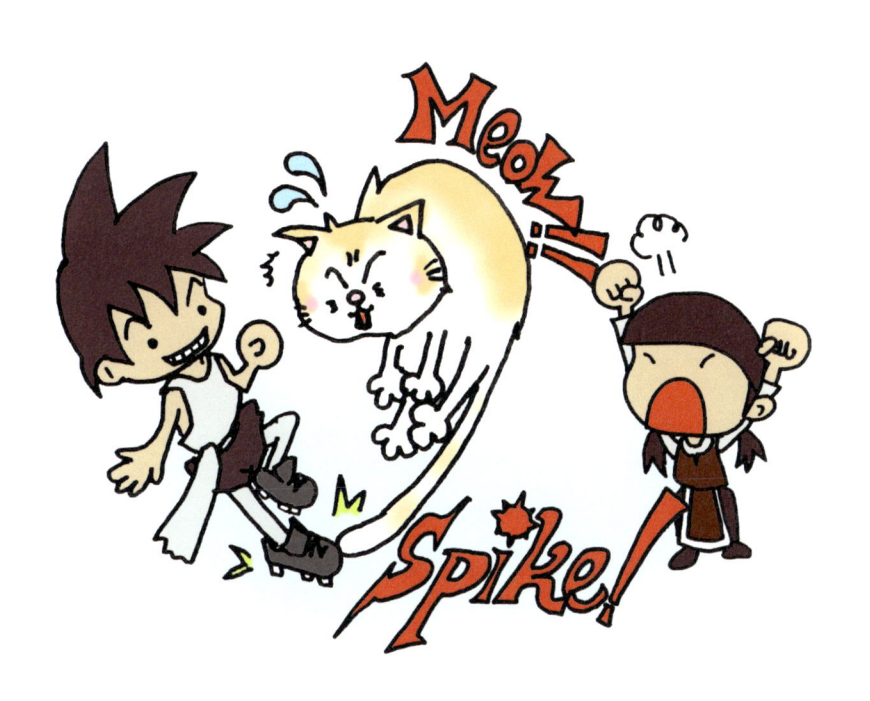

第4話 実戦的訓練の開始！心拍数と調律

徐脈性不整脈に対し、ペースメーカは、強力な武器です。最近は頻拍にも有効なため、リズムコントロールディバイスと呼ばれます。ニックのスパイクに起こされては、猫のカルディアも飛び上がってしまいますね！

第5話
航路の遮断
～洞不全、刺激伝導障害、補充収縮～

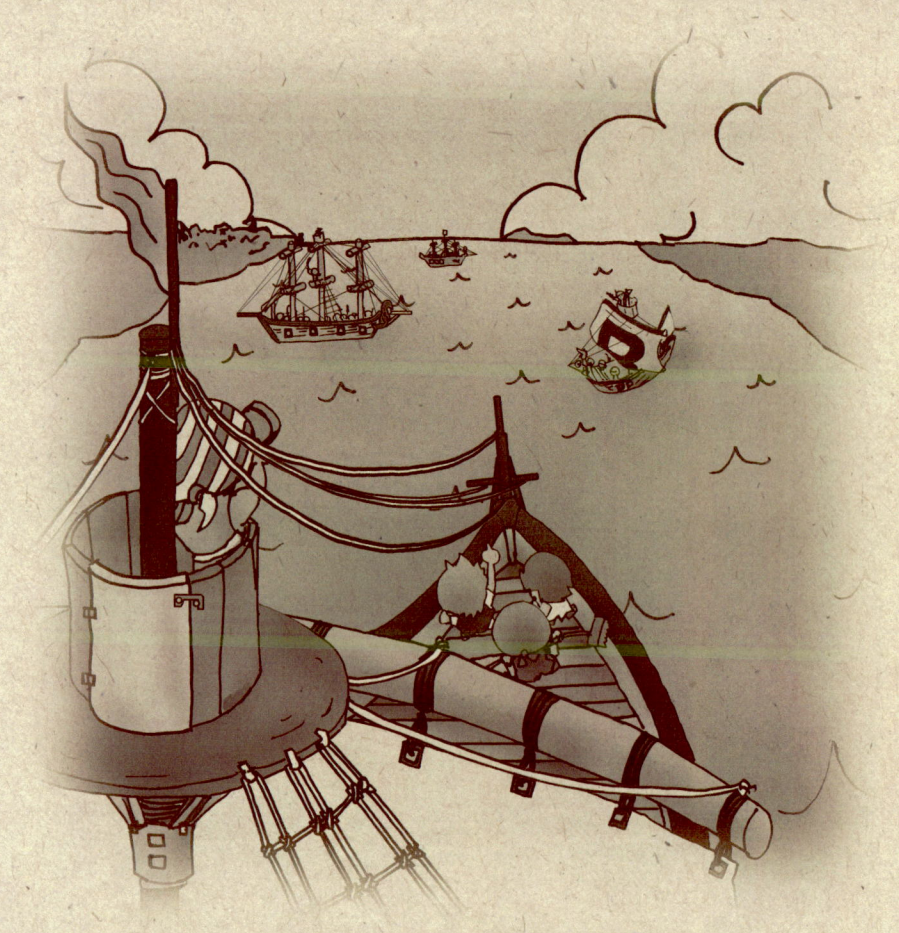

港へ向かう交易船は、
海賊アリスミア軍団の一部隊
ブロック軍団によって航路をさえぎられ、
進めなくなってしまった。

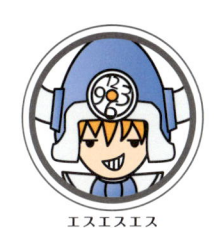

エスエスエス
ねえねえ、誰か、おいらと遊んでよ。
遊んでくれないと船を沈めちゃうよ。

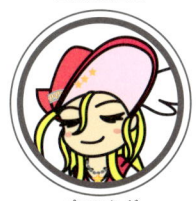

ブロロング
だまってお宝を置いていけば、通してあげるわよ。

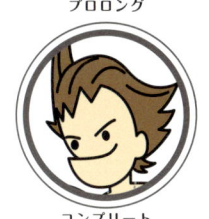

コンプリート
ここから先は、一人も通さないぜ。完全にな。

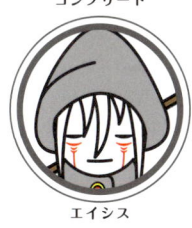

エイシス
めんどくせーな。殺っちまって、
全部奪えば簡単だぜ。

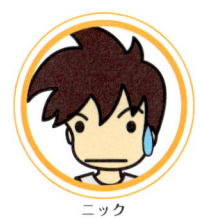

ニック
キャプテン、大変です！
ブロック軍団が現れて、船の航行を妨害しているそうです。

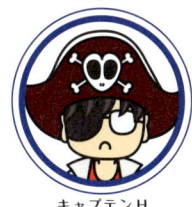

キャプテンH
ブロック軍団は、弱い交易船を狙い物流の邪魔をして略奪はするが、エイシス以外は残忍ではない。急いでエスケープ兄弟に連絡をとってくれ。

第5話　航路の遮断　洞不全、刺激伝導障害、補充収縮

第5話の中では、伝導障害を中心に解説します。いよいよ、海賊アリスミア軍団の登場です。最初に現れたのは軍団の一部隊、ブロック軍団です。相手を見極めて戦うことが勝利の鉄則です。

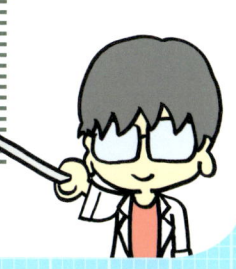

67

洞不全症候群（SSS）
〜 洞結節の機能不全 〜

　洞不全症候群は、洞結節の機能不全に起因してさまざまな不整脈を生じる症候群です。sick sinus syndrome から、SSSと呼ばれます。

●ルーベンスタインによる分類

- Ⅰ型　高度の洞徐脈
- Ⅱ型　洞停止や洞房ブロック
- Ⅲ型　徐脈頻脈症候群

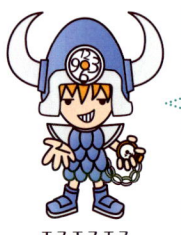

> おいら、エスエスエス。本名は、シック・サイナス・シンドローム っていうんだ。この時計壊れてるから、いろいろリズムがおかしくなるのさ。

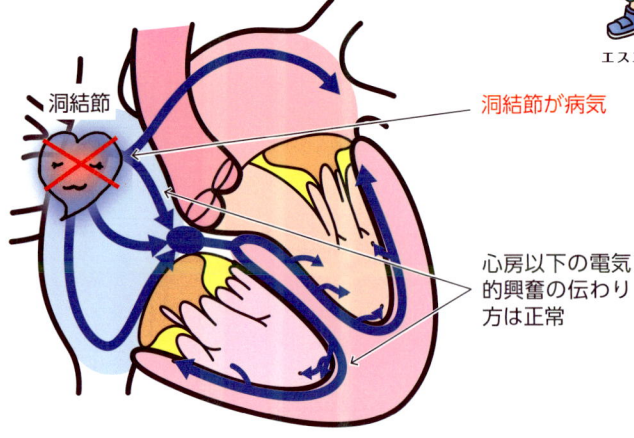

洞結節
洞結節が病気
心房以下の電気的興奮の伝わり方は正常

Ⅰ型：　高度の洞徐脈（50／分未満）

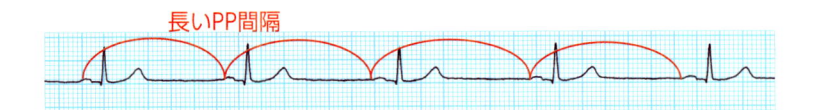

長いPP間隔

◆ 心電図波形の特徴 ◆

- 洞調律である。
- PP間隔が延長する（30mm以上）＝心拍数は、50/分未満。

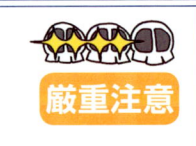

厳重注意

II型： 洞停止

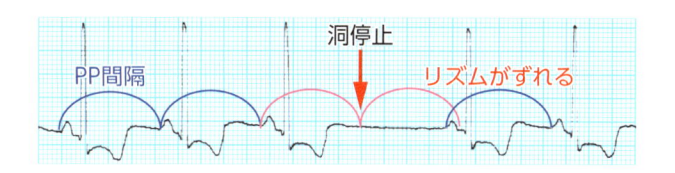

洞停止
PP間隔　　　　　　　　　　　リズムがずれる

◆ 心電図波形の特徴 ◆

・出るべき時にP波が現れない。
・次のP波のタイミングもずれる。

経過観察

II型： 洞房ブロック

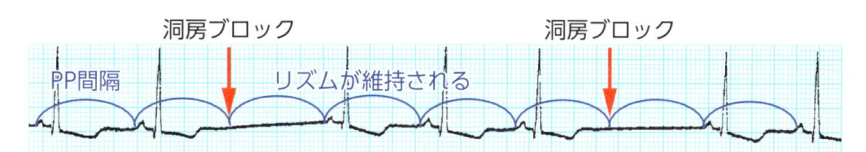

洞房ブロック　　　　　　　洞房ブロック
PP間隔　　リズムが維持される

◆ 心電図波形の特徴 ◆

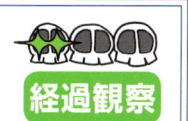

・出るべき時にP波が現れない。
・次のP波はそれまでのリズムを保って出現する。

経過観察

III型： 徐脈頻脈症候群

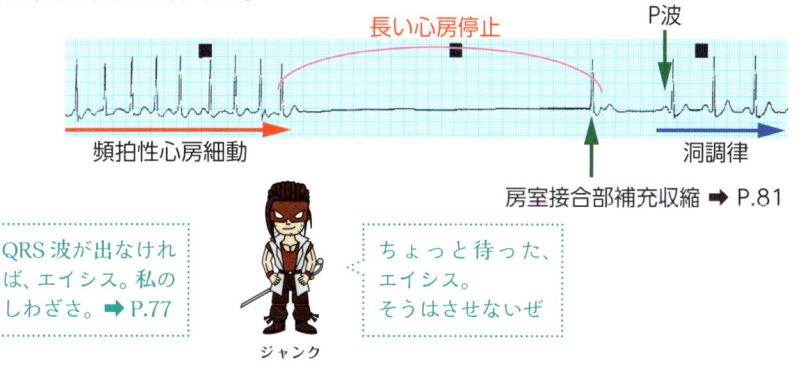

長い心房停止　　　　　　P波
頻拍性心房細動　　　　　　　　　　　　洞調律
房室接合部補充収縮 ➡ P.81

エイシス：QRS波が出なければ、エイシス。私のしわざさ。➡ P.77

ジャンク：ちょっと待った、エイシス。そうはさせないぜ

◆ 心電図波形の特徴 ◆

・頻脈性不整脈の停止後に、洞結節の回復が遅れ、長い心房停止から心静止（エイシス）を起こす。

緊急対応

第5話　航路の遮断　洞不全、刺激伝導障害、補充収縮

房室ブロック
atrioventricular(AV) block
アトリオヴェントリクラール　　　　　　　　ブロック
~ 心房と心室の間の伝導障害 ~

心房と心室の間での伝導障害（ブロック）を房室ブロックと呼びます。心電図上に現れる伝導障害の程度によって、以下のように1度、2度、3度に分類されます。

- 1度房室ブロック　　PQ間隔が延長する
- 2度房室ブロック　　P波とQRS波が時につながらない
- 3度房室ブロック　　P波とQRS波がまったくつながらない

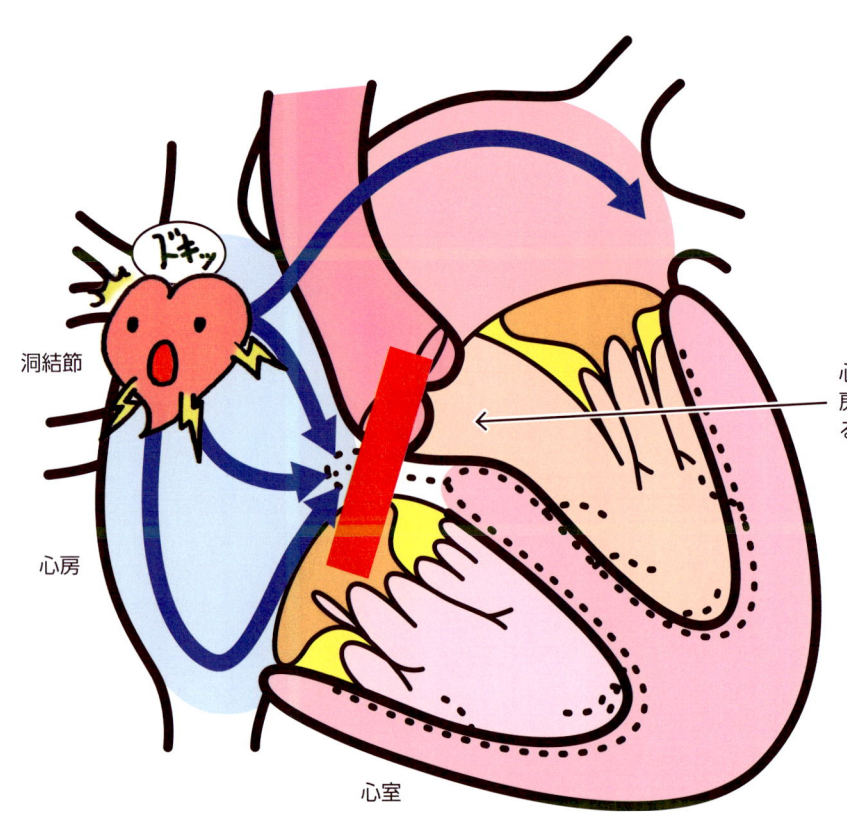

洞結節

心房

心室

心房と心室の間、房室接合部における伝導障害

P波　ブロック　QRS波

◆ 心電図波形の特徴 ◆

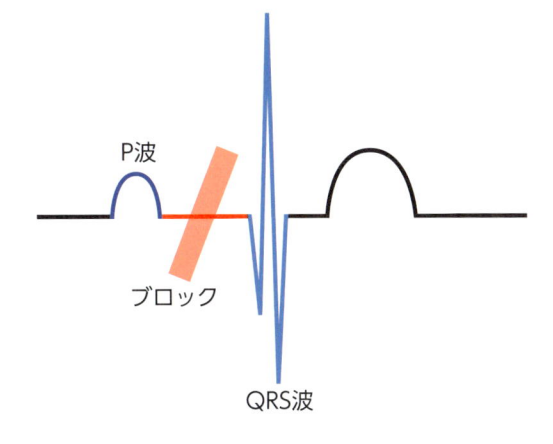

房室ブロックでは、心房興奮によるP波と心室興奮の始まりを表すQRS波のつながりPQ間に異常を生じることになる。

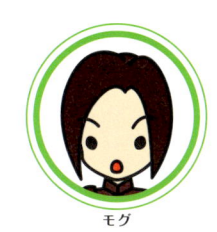

モグ：P波とQRS波の間のブロックですね。

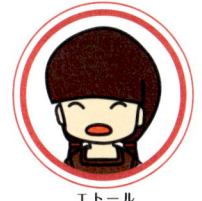

エトール：1度から、2度、3度と重症になると思ってよいですか？

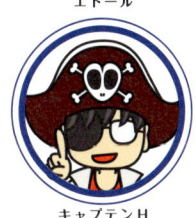

キャプテンH：その通り。1度＝軽症、2度＝中等症、3度＝重症だね。

洞結節は、生理的状況で60/分以上の頻度の刺激を生成し、心房を興奮させP波をつくります。房室伝導が正常であれば、QRS波の数（＝心拍数）もP波と同じ数になります。しかし、房室ブロックが起きると、心房の興奮が心室に伝わりにくくなり、心拍数が減り、心拍出量の減少を招くことになり、問題となります。

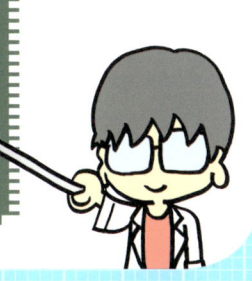

1度房室ブロック
first degree atrioventricular(AV) block
~ PQ間隔が延長 ~

　1度房室ブロックは、房室伝導障害によってPQ間隔が延長するが、P波とQRS波の接続は維持されます。

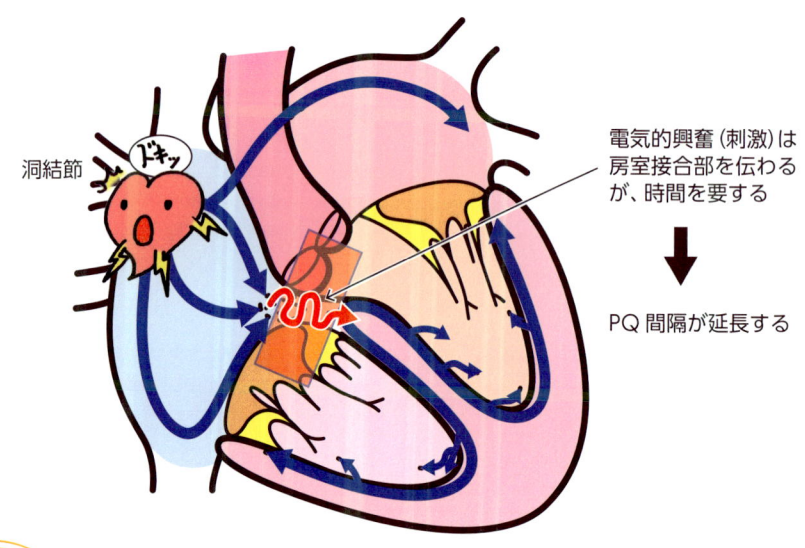

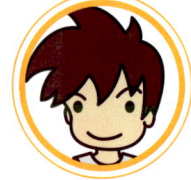

洞結節

ドキッ

電気的興奮（刺激）は房室接合部を伝わるが、時間を要する

↓

PQ間隔が延長する

ニック

PQ間隔が延長って、どのくらいから長いんだ？

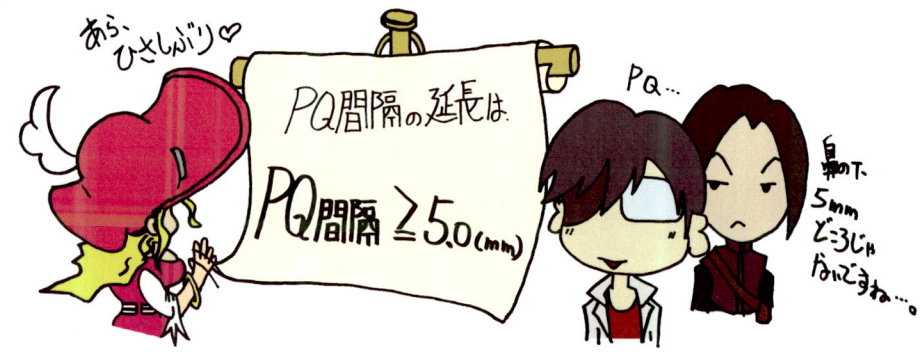

あら、ひさしぶり♡

PQ間隔の延長は、

PQ間隔 ≧ 5.0(mm)

PQ…

鼻の下、5mmどころじゃないですね…。

P波　QRS波　　P波　QRS波　　P波　QRS波　　P波　QRS波

PQ間隔が延長

◆ 心電図波形の特徴 ◆

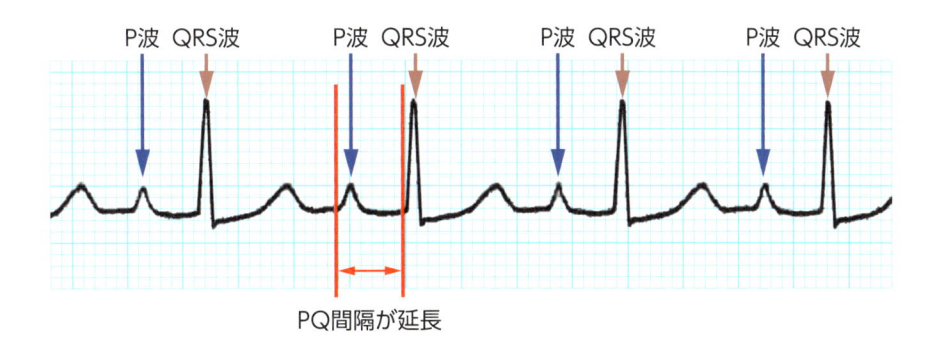

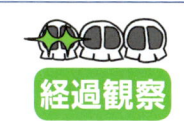

経過観察

・P波とQRS波は、必ずつながっている。
・PQ間隔が延長する（PQ間隔 ≧ 5.0mm）。

> わたしの名前は、プロロング。ブロック軍団の女海賊よ。本名は、プロロングド・ピーキューっていうの。覚えておいてね。航行の邪魔をしちゃうけど、お宝さえ置いていけば通してあげるわ！

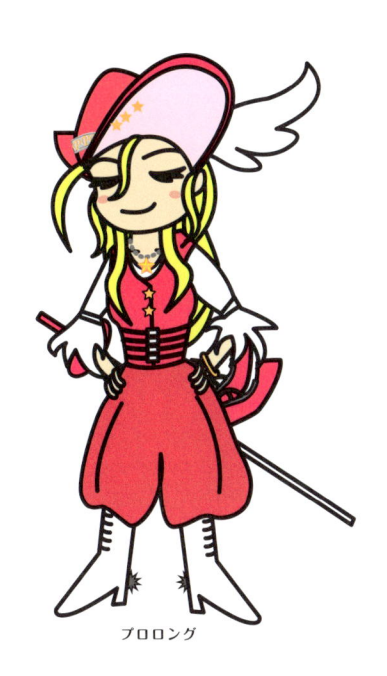

プロロング

　PQ間隔延長：prolonged PQ（またはPR）は、1度房室ブロックと同じ意味です。

2度房室ブロック
second degree atrioventricular(AV) block
〜 P波とQRS波がつながらないときがある 〜

　2度房室ブロックでは、房室接合部を電気的興奮が伝わったり、伝わらなかったりします。代表的なタイプには、
- ヴェンケバッハ型2度房室ブロック
    （Wenckebach type second degree AV block）
- モビッツ2型2度房室ブロック
    （Mobitz type II second degree AV block）
- 高度房室ブロック（advanced atrioventricular block）

があります。

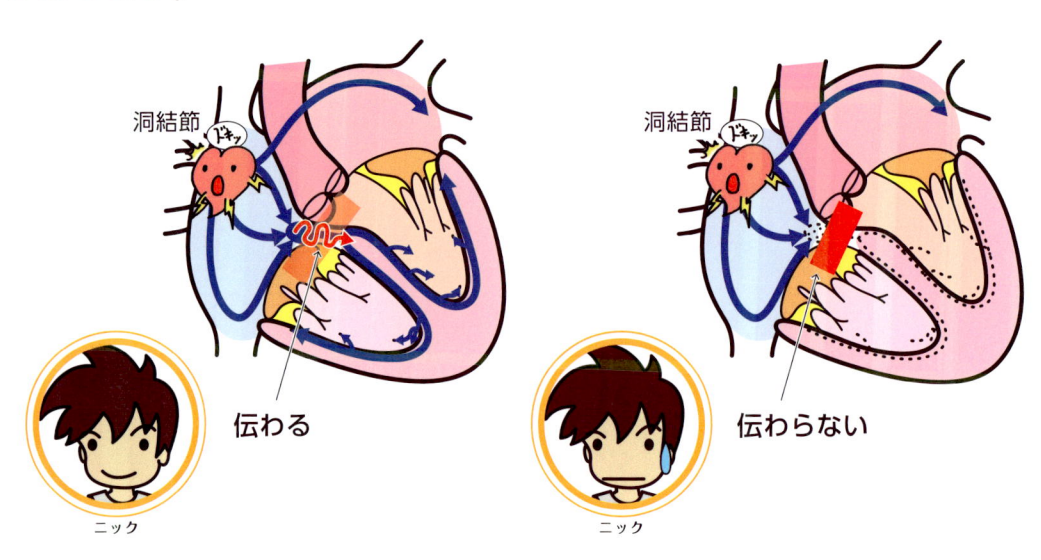

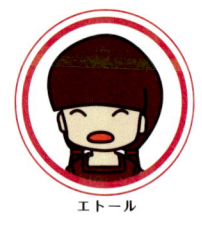

洞結節　　伝わる

洞結節　　伝わらない

ニック

ニック

伝わらないと困るー！

エトール

●ヴェンケバッハ型2度房室ブロック
(Wenckebach type second degree AV block)

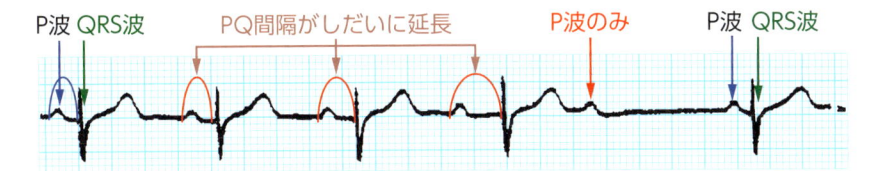

P波　QRS波　　PQ間隔がしだいに延長　　　P波のみ　　P波　QRS波

◆ 心電図波形の特徴 ◆

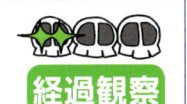

・PQ間隔がしだいに延長し、ついにQRS波が出なくなる。
　この繰り返しによる周期をヴェンケバッハ周期と呼ぶ。

経過観察

●モビッツ2型2度房室ブロック
(Mobitz type II second degree AV block)

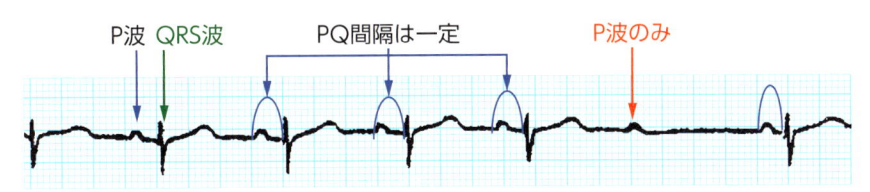

P波　QRS波　　PQ間隔は一定　　P波のみ

◆ 心電図波形の特徴 ◆

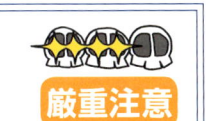

・PQ間隔は一定で、突然QRS波が出なくなる。

厳重注意

●高度房室ブロック (advanced atrioventricular block)

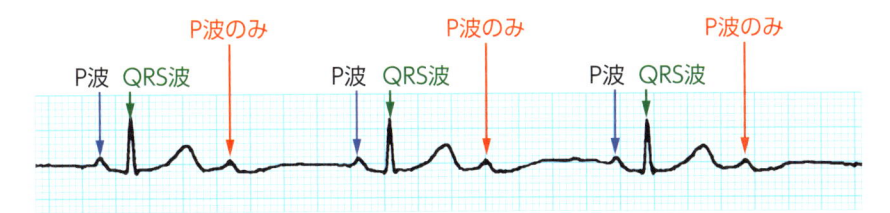

P波のみ　　P波のみ　　P波のみ
P波　QRS波　P波　QRS波　P波　QRS波

◆ 心電図波形の特徴 ◆

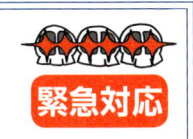

・50%以上のP波がQRS波を伴わない。

緊急対応

第5話　航路の遮断　洞不全、刺激伝導障害、補充収縮

3度房室ブロック(完全房室ブロック)
third degree AV block (complete AV block)
~ P波とQRS波がまったくつながらない ~

　3度房室ブロックでは、房室伝導障害によって、心房の電気的興奮が心室へまったく伝わりません。このため完全房室ブロックとも呼ばれます。

　補充調律があれば心拍動が維持されますが、無いと心停止になります（補充調律、補充収縮 ➡ p.80）。

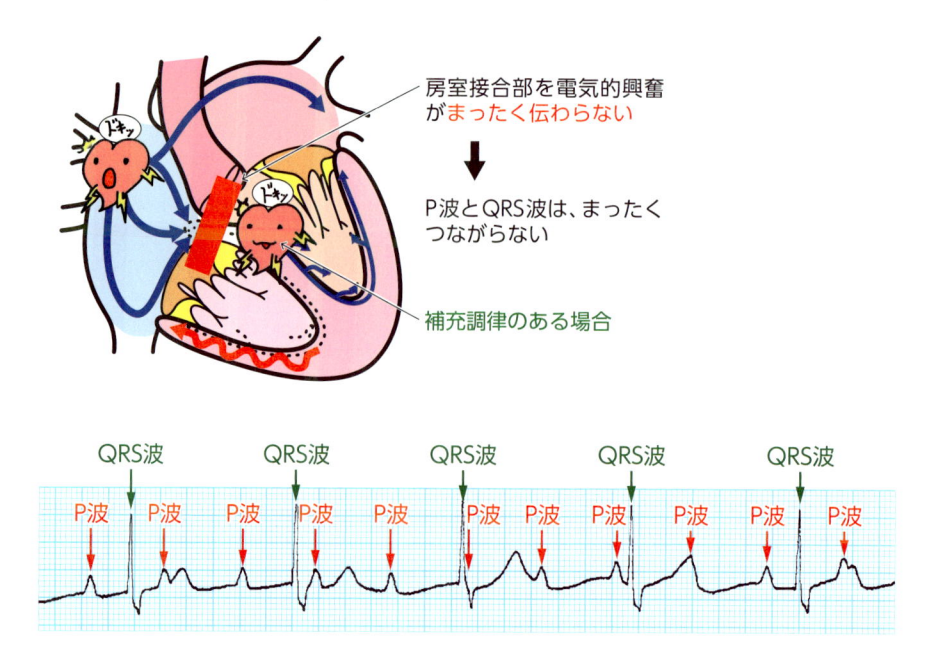

- 房室接合部を電気的興奮がまったく伝わらない
  ↓
- P波とQRS波は、まったくつながらない
- 補充調律のある場合

◆ **心電図波形の特徴** ◆

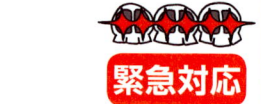

- P波とQRS波がまったくつながらない。
- P波とQRS波は、それぞれの周期で勝手に現れる。

緊急対応

コンプリートAVブロックとは俺様のことだ！船は、一隻も通さないから覚悟しな！
（complete AV block＝完全房室ブロック）

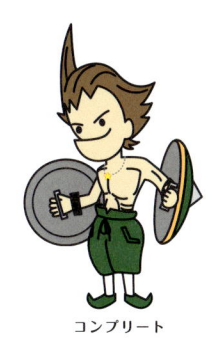

コンプリート

●補充調律のない3度房室ブロックの場合

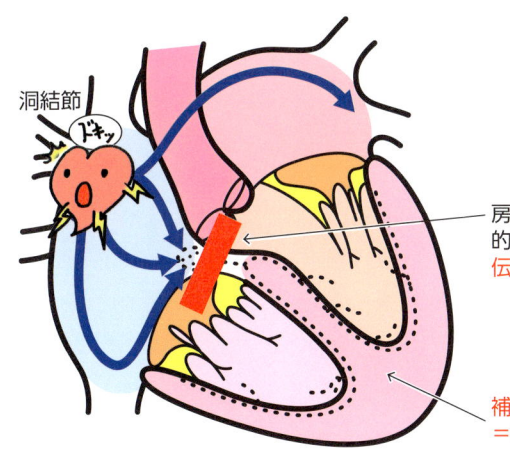

補充調律がなければ、P波のみで、心停止となります。

洞結節

房室接合部を電気的興奮が**まったく伝わらない**

補充調律が出ない＝心室が動かない

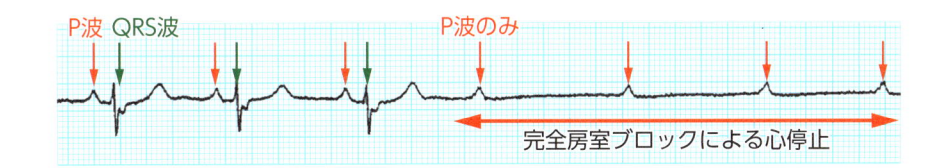

P波 QRS波　　　　　　　P波のみ

完全房室ブロックによる心停止

◆ **心電図波形の特徴** ◆

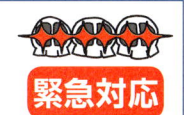

・P波のみとなり、QRS波が出現しない。

緊急対応

私の呼び名は、エイシス。本名エイシストールさ。
生きては帰さないよ。

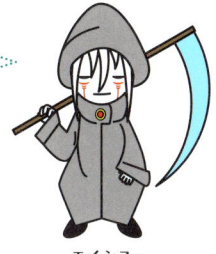

心室の電気的活動が無い心停止をエイシストール（asystole）と呼びます。臨床現場では、「エイシス」と使われています。

エイシス

第5話　航路の遮断　洞不全、刺激伝導障害、補充収縮

脚ブロック
～心室内伝導障害～

左脚や右脚の伝導障害により、心室内の電気的興奮の伝わり方が異常となる。このため心室全体に電気的興奮が伝わるのに時間を要し、QRS時間が延長し、心電図では QRS間隔が広く なる。

●左脚ブロック (left bundle branch block：LBBB)
レフト　　バンドル　　ブランチ　　ブロック

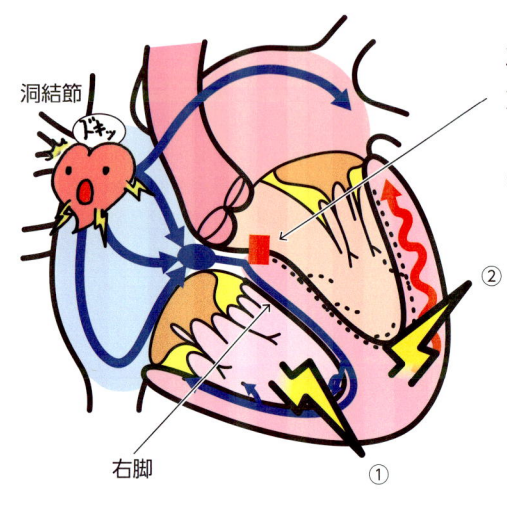

左脚の伝導障害によって心室内の刺激の伝わり方が異常となり、標準12誘導心電図のV6誘導（P.124参照）で下図のような特徴的なQRS波形をつくる

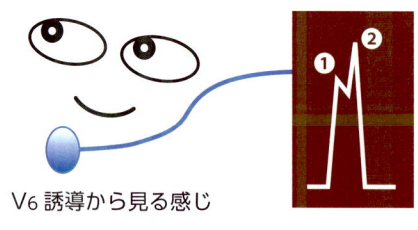

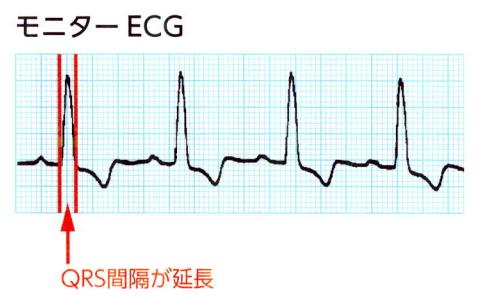

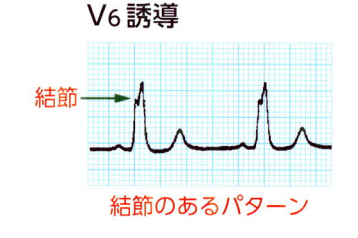

洞結節
右脚
①
②

V6誘導から見る感じ

モニターECG

QRS間隔が延長

V6誘導

結節

結節のあるパターン

◆ 心電図波形の特徴 ◆

厳重注意

・QRS間隔が広くなる。
・標準12誘導の左側胸部誘導で、結節を伴うQRS波を見せる。

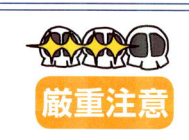

●右脚ブロック (right bundle branch block : RBBB)

右脚の伝導障害によって心室内の刺激の伝わり方が異常となり、標準12誘導心電図のV₁誘導で下図のような特徴的なQRS波をつくる

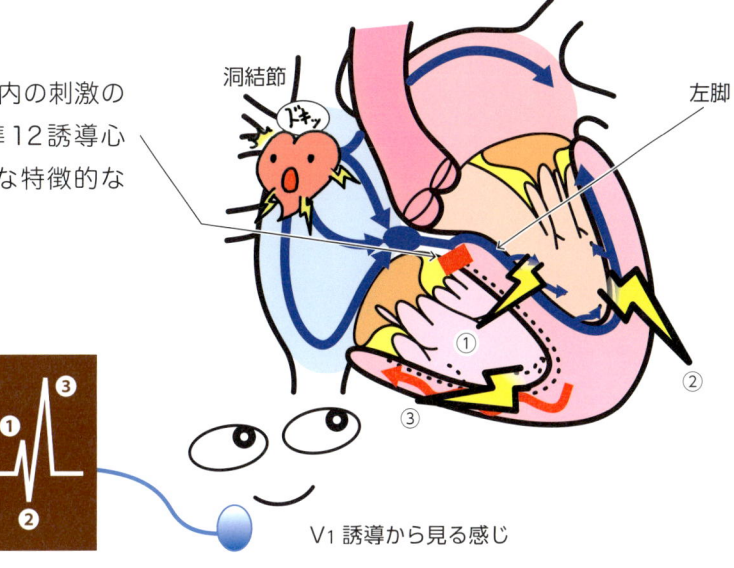

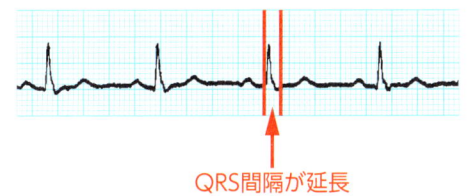

洞結節
左脚

V₁誘導から見る感じ

モニターECG

QRS間隔が延長

V₁誘導

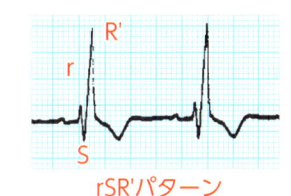

rSR'パターン

◆ **心電図波形の特徴** ◆

- QRS 間隔が広くなる。
- 標準12誘導の右側胸部誘導で、rSR' パターンの QRS 波を見せる。

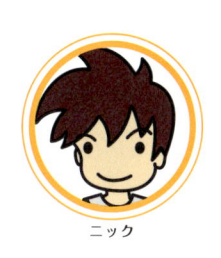

経過観察

QRS 間隔が延長って、どのくらいだったっけ？

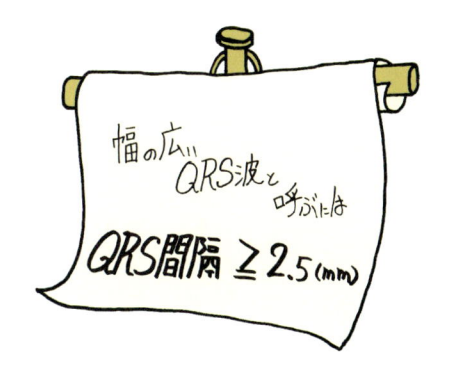

ニック

幅の広いQRS波と呼ぶには
QRS間隔 ≧ 2.5 (mm)

第5話 洞不全、刺激伝導障害、補充収縮

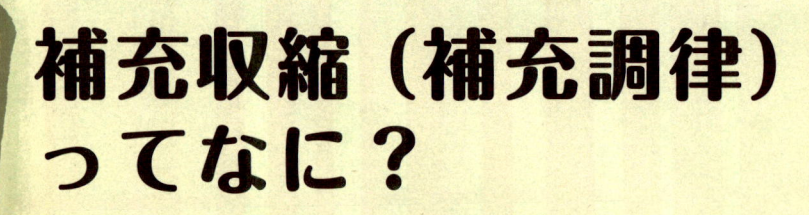

補充収縮（補充調律）ってなに？
～ 受動的異所性刺激生成 ～

　補充収縮（escape beat）とは、何らかの原因で心臓が止まりそうになった時に、やむを得ず（受動的に）、心臓のどこかから（異所性に）、電気的興奮が発生し心拍動を維持することを意味しています。補充収縮が続けば、補充調律となります。

　電気的興奮の発生する場所に従って、心房補充収縮、房室接合部補充収縮、心室補充収縮があります。

● 補充収縮を誘発する
　電気的興奮が発生する場所

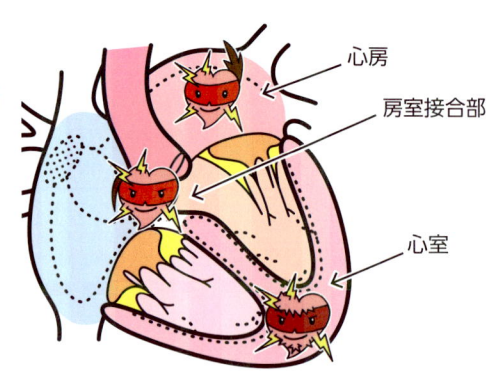

（図：心房、房室接合部、心室）

● **心房補充収縮** (atrial escape beat)

（心電図：洞調律／RR間隔が延長／形の異なるP波／正常のQRS波）

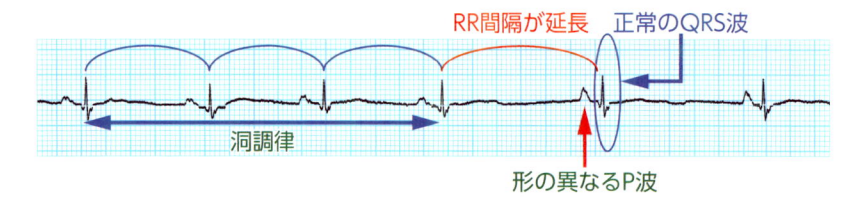

◆ 心電図波形の特徴 ◆

・RR 間隔が延長して現れる。
・正常とは形の異なる P 波から始まる正常の QRS 波。

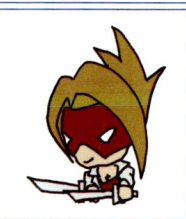

●房室接合部補充収縮 (AV junctional escape beat)

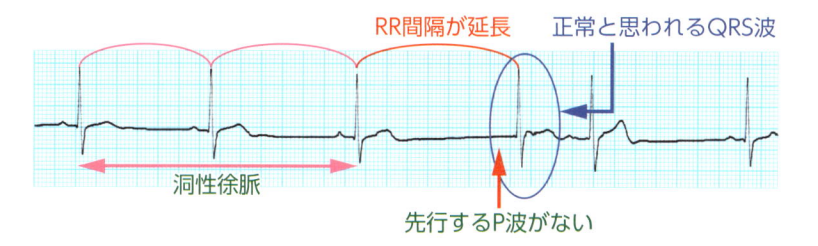

RR間隔が延長　正常と思われるQRS波

洞性徐脈

先行するP波がない

◆ 心電図波形の特徴 ◆

- RR 間隔が延長して現れる。
- P 波は無く始まる正常の QRS 波。

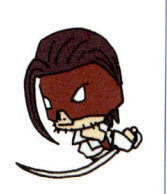

●心室補充収縮 (ventricular escape beat)

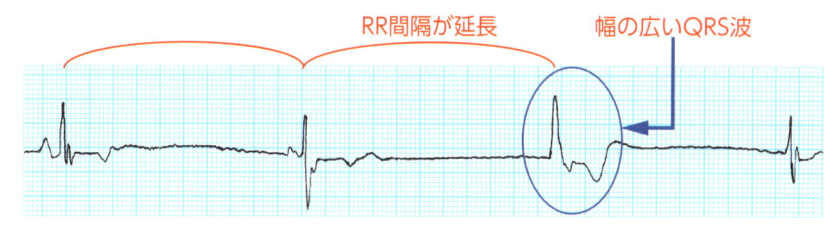

RR間隔が延長　幅の広いQRS波

◆ 心電図波形の特徴 ◆

- RR 間隔が延長して現れる。
- QRS 間隔延長。

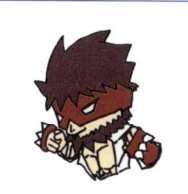

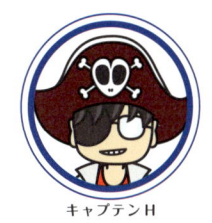

キャプテンH

紹介しよう。アトリア、ジャンク、ヴェンのエスケープ兄弟だ。SSS や伝導障害（ブロック）によって心臓が止まらないように、助けてくれるんだ。

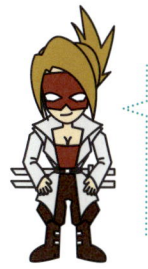

アトリア：私は、アトリア。本名は、アトリアル・エスケープ・ビート。SSSは、まかせて

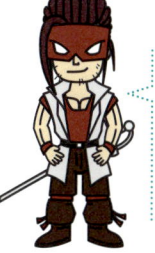

ジャンク：ジャンクと呼んでくれ。本名は、AVジャンクショナル・エスケープ・ビート

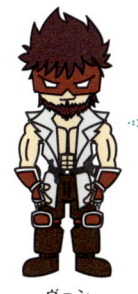

ヴェン：長男のヴェンだ。本名は、ヴェントリクラール・エスケープ・ビート

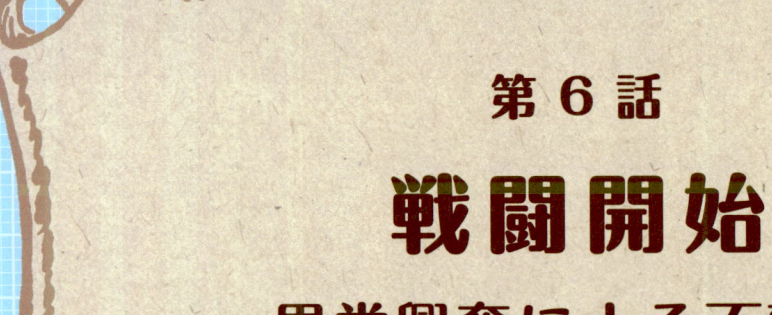

第6話
戦闘開始
～異常興奮による不整脈～

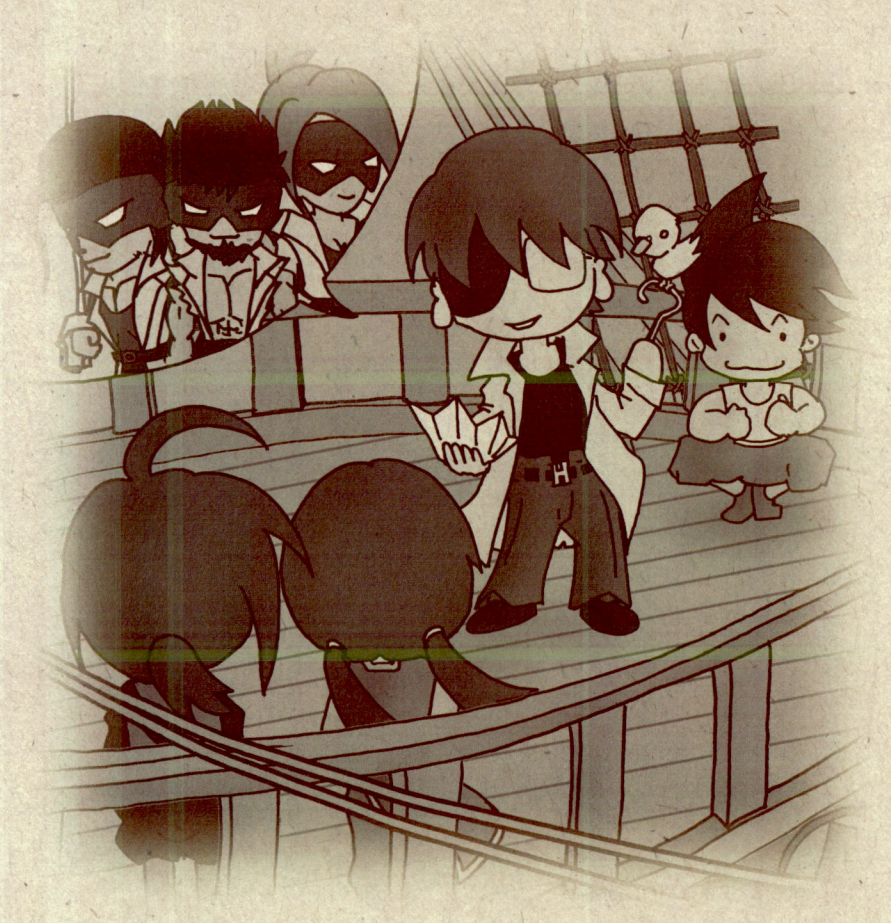

エスケープ兄弟の活躍でブロック軍団は去った。
VF、VTのいない隙に
海賊アリスミア軍団のアジトを奇襲するぞ！

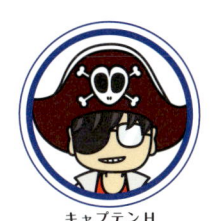

キャプテンH: ブロック軍団と戦っていたエスケープ三兄妹から、知らせが入った。アリスミア軍団の主力ヴイエフとヴイティが北方の港モルデを襲った後、さらに北へ向かったらしい。

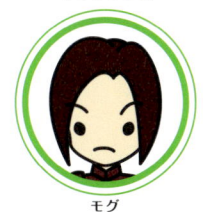

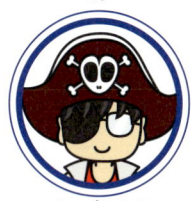

モグ: いつですか？

キャプテンH: 1週間前だ。しばらく、奴らは海賊の本拠地トルトゥーガ島には戻らないだろう。
ここでどうしたらいい？

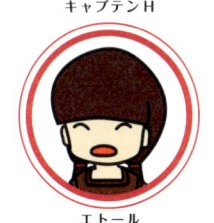

エトール: どういう意味ですか？

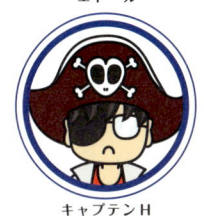

キャプテンH: 守るだけでは戦いには勝てない。
まず敵の数を減らしてから決戦に持ち込む。

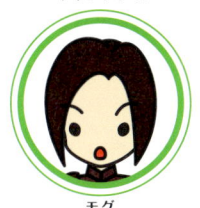

モグ: アジトのトルトゥーガ島に残っているアリスミア軍団に奇襲をかけるんですね！

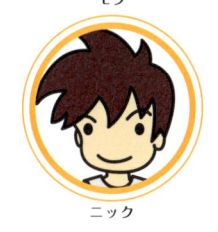

ニック: 行きましょう！

第6話 戦闘開始 異常興奮による不整脈

第6話では、異常興奮による不整脈を解説します。いよいよ、ニックたちとアリスミア軍団との戦いが始まります。

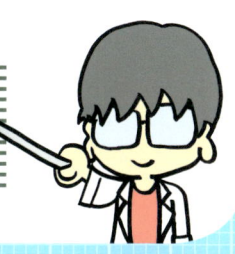

異常興奮ってなに？
〜 能動的異所性刺激生成 〜

異常興奮は、出て欲しくない時に出しゃばって（能動的に）、心臓のどこかから（異所性に）、電気的興奮が発生することを意味します。

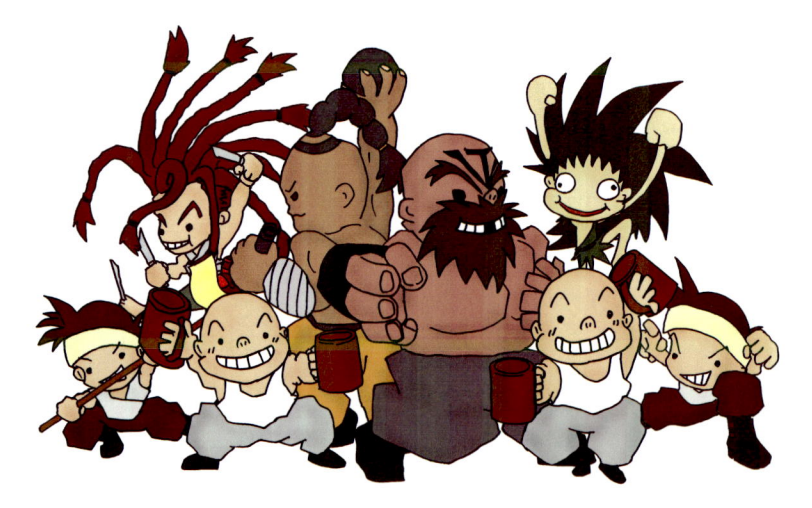

出しゃばって悪かったな！

異常興奮は、どこでも発生し、発生する場所によって、上室性、洞性、心房性、房室接合部性、心室性などに区分されます。

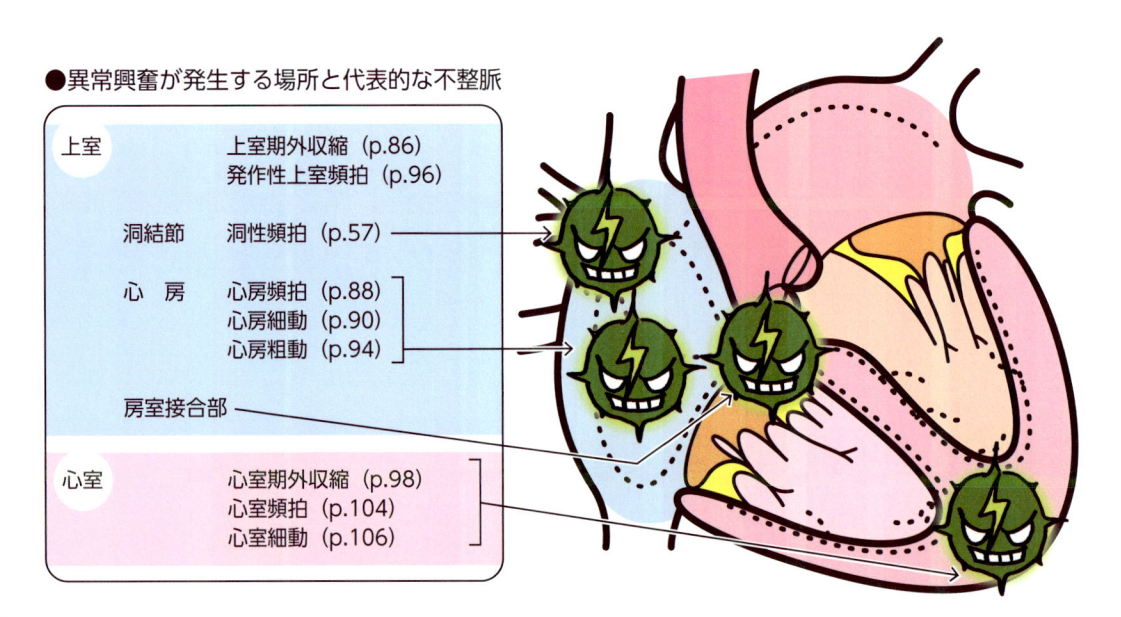

● 異常興奮が発生する場所と代表的な不整脈

上室	上室期外収縮（p.86） 発作性上室頻拍（p.96）
洞結節	洞性頻拍（p.57）
心房	心房頻拍（p.88） 心房細動（p.90） 心房粗動（p.94）
房室接合部	
心室	心室期外収縮（p.98） 心室頻拍（p.104） 心室細動（p.106）

異常興奮は、期外収縮や頻拍、粗動、細動を引き起こします。

期外収縮
異常興奮の結果、時期が外れて、前に出現します。
上室期外収縮、心房期外収縮、心室期外収縮などがあります。

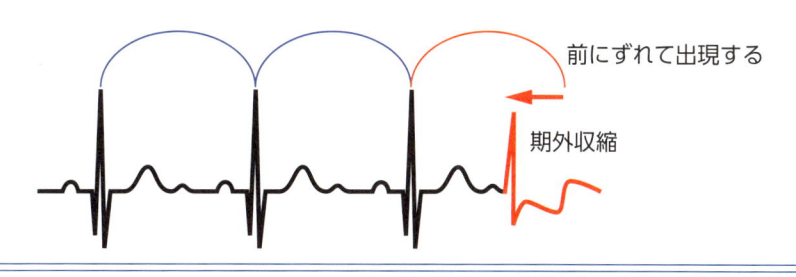

前にずれて出現する
期外収縮

頻拍
異常興奮の結果、心拍数が 100/分以上となったものです。
上室頻拍、洞性頻拍、心房頻拍、心室頻拍などがあります。

HR≧100/分 →頻拍

粗動
心房や心室を電気的興奮が大きく旋回します。それぞれ、心房粗動、心室粗動と呼ばれます。

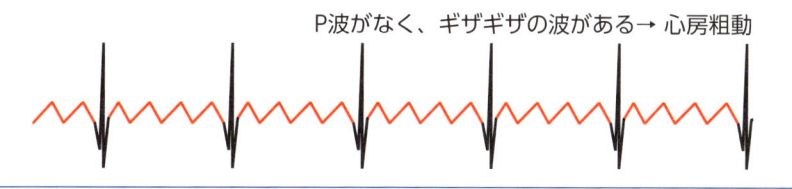

P波がなく、ギザギザの波がある→ 心房粗動

細動
異常興奮が連続して不規則に発生し、心房筋や心室筋の痙攣を起こします。心房細動と心室細動があります。

QRS波がない
→ 心室細動

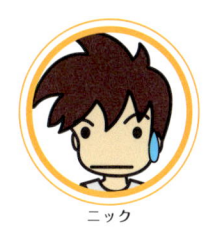

こわそー！ 逃げたい。

ニック

第6話 戦闘開始 異常興奮による不整脈

上室期外収縮
supraventricular
スプラヴェントリクラール
premature contraction
プリマチュア　　　コントラクション
～ SVPC ～

上室期外収縮は、上室、すなわち洞結節、心房、房室結節、ヒス束のどこかから始まった異常興奮による期外収縮です。

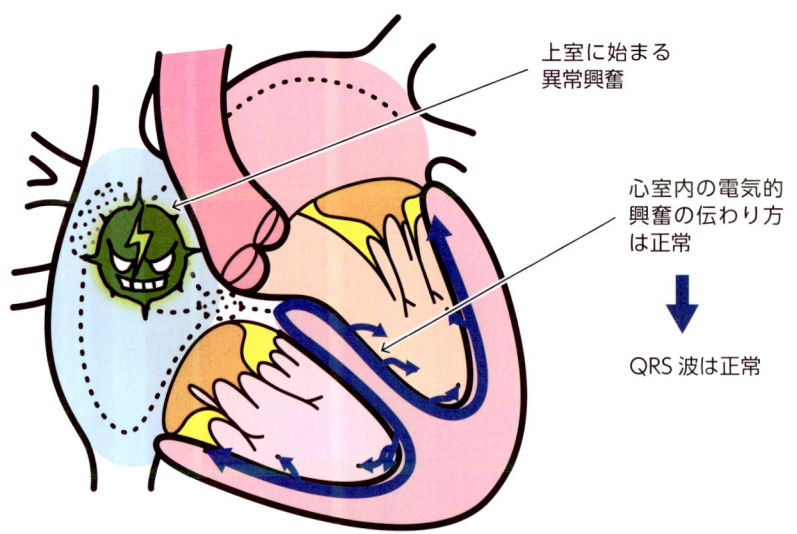

上室に始まる異常興奮

心室内の電気的興奮の伝わり方は正常

↓

QRS 波は正常

補足：異常興奮が心房から始まっている場合には、心房期外収縮とも呼べます。もちろん、それでも上室期外収縮と呼んで差し支えありません。心房期外収縮は、上室期外収縮の一種というわけです。

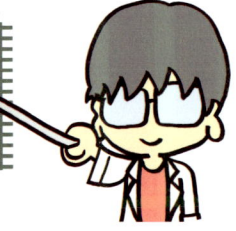

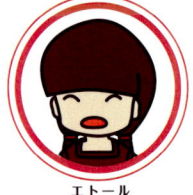

supraventricular（スプラヴェントリクラール）：上室性
premature（プリマチュア）：まだ早くて時期外れで、期外性
contraction（コントラクション）：収縮

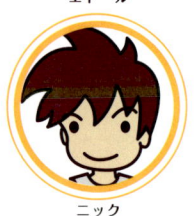

エトール

上室性は、スプラベントリクラールか。
上質なスープで弁当食らーうと覚えよっと。

ニック

RR間隔　　　　　　　RR間隔が短縮して現れる→期外収縮

P波があれば　　　　QRS波は正常
→心房期外収縮（※）　→上室期外収縮

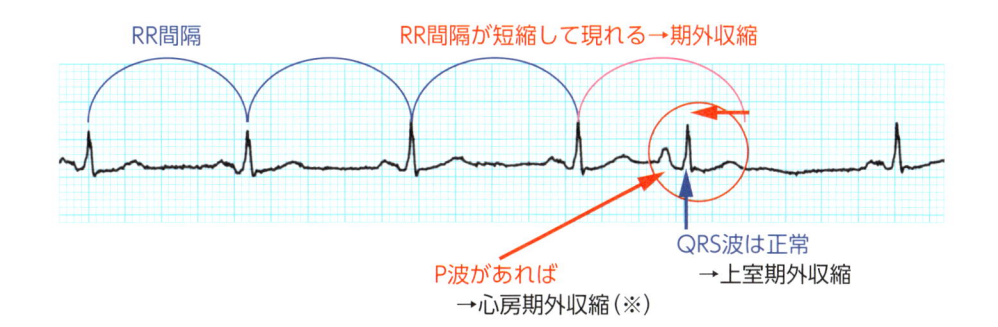

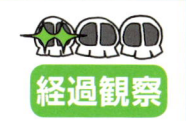

◆ 心電図波形の特徴 ◆

・RR間隔が短縮して出現する正常波形のQRS波。

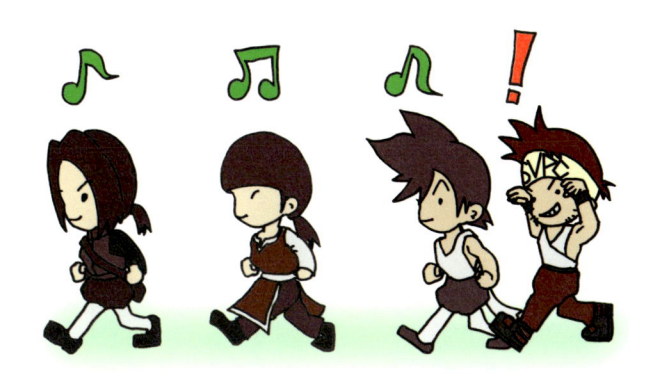

経過観察

　　上室期外収縮は、波形が正常に見え、形からは洞性の収縮と見分けがつきません。形は普通でも、時期が外れて早く出現し、脈を乱す異常興奮です。あっ、普通の人に見える海賊エスヴにだまされるな！

　※心房期外収縮（atrial premature contraction：APC）は、上室期外収縮の一種です。

第6話　戦闘開始　異常興奮による不整脈

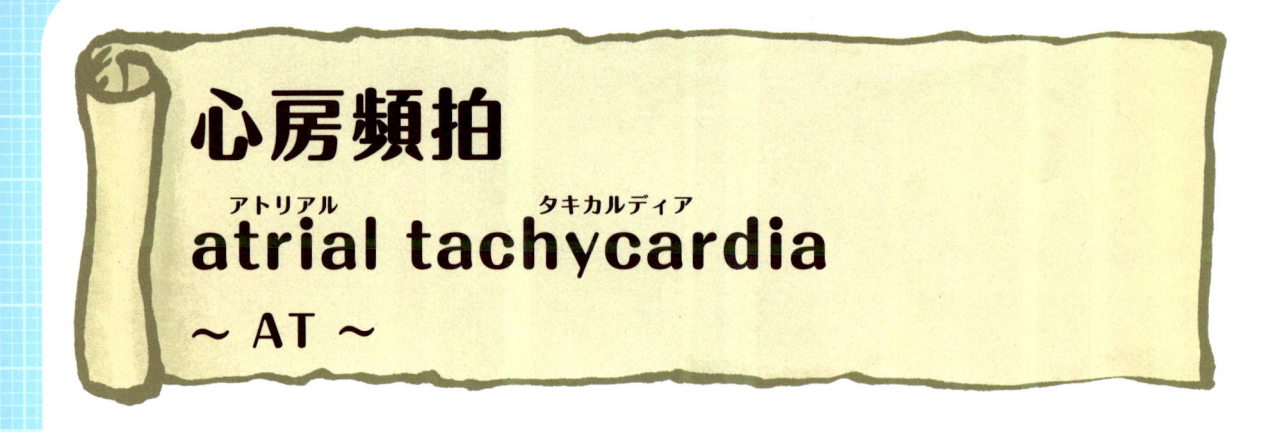

心房頻拍
atrial tachycardia
〜 AT 〜

　心房頻拍では、心房で生じる頻回で連続的な異常興奮が、心房収縮を引き起こします。このため、心室の収縮回数も頻回となります。

　心房から心室への伝導が抑制され、心拍数が心房の収縮回数より少なくなることが多いようです。

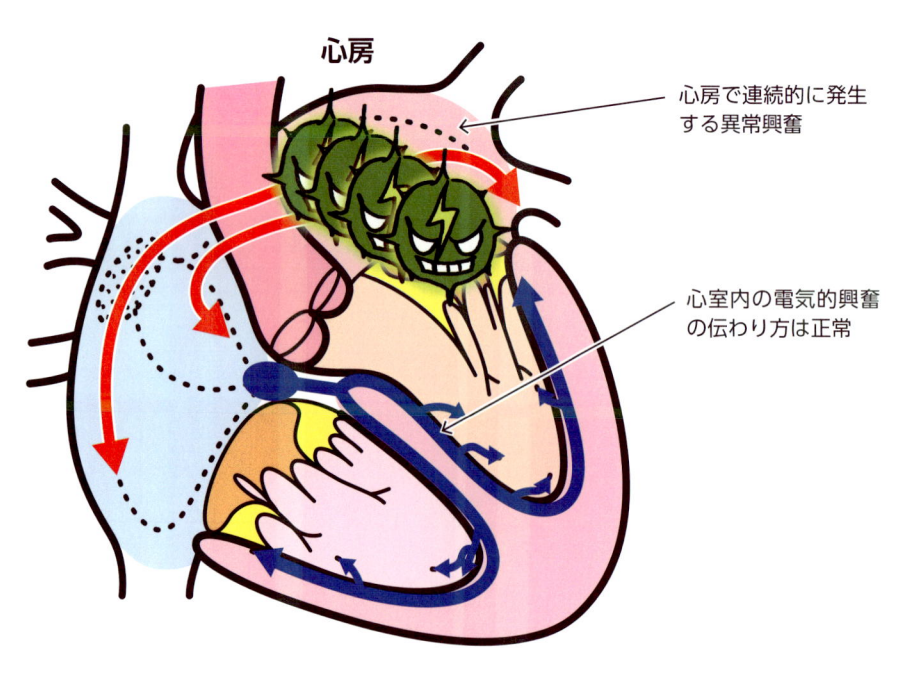

心房

心房で連続的に発生する異常興奮

心室内の電気的興奮の伝わり方は正常

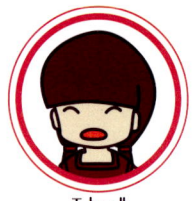

atrial：心房性
tachycardia：頻拍

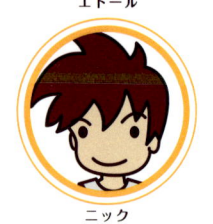

エトール

頻拍は、タキカルディア。
それで、頻拍の時に、「タキってる」って言うんだね。

ニック

P波

短いPP間隔

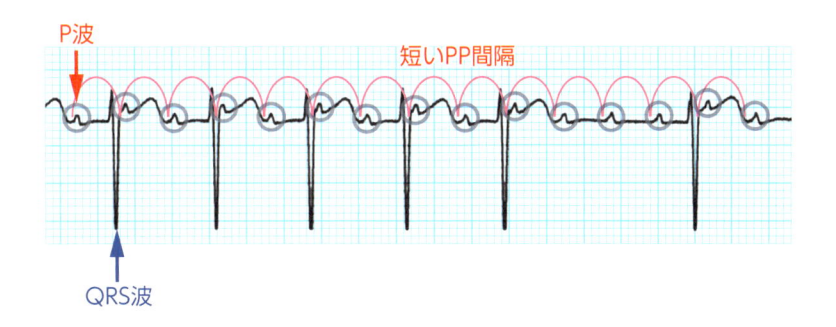

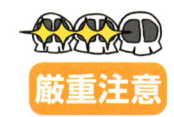

QRS波

◆ 心電図波形の特徴 ◆

・短い PP 間隔で連続的に P 波が現れる
・PP 間隔は、15mm 以下 (P 波の数 ≧ 100/ 分)。

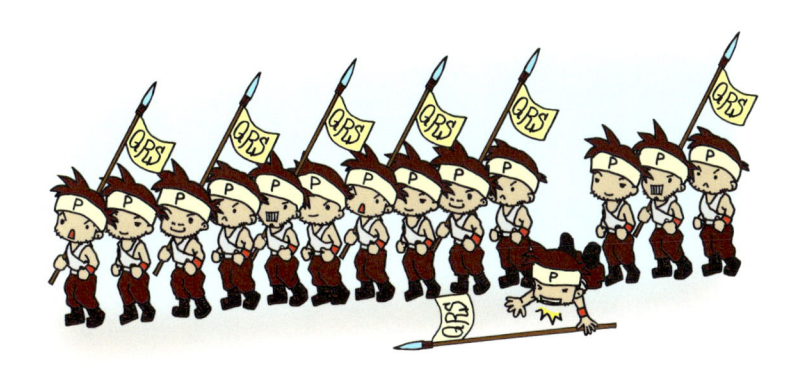

厳重注意

　心房頻拍では、心房で発生する頻回の電気的興奮が、たくさんの P 波を発生させます。P 波の後に QRS 波が続く時と続かない時があります。海賊 2 人に 1 人が槍を担いでいるように、上の心電図では、P 波 2 個に 1 個の割合で QRS 波がつながっています。

　あっと、海賊が 1 人転んだ。後半で QRS 波が出現しなかったところで連続する P 波がよくわかります。

第 6 話　戦闘開始　異常興奮による不整脈

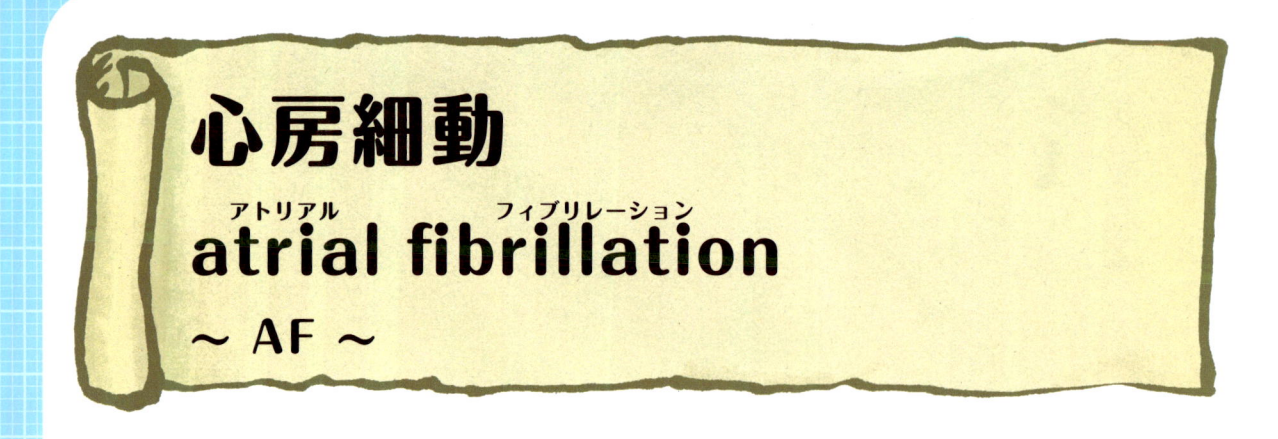

心房細動
atrial fibrillation
〜 AF 〜

（アトリアル　フィブリレーション）

　心房細動では、心房で電気的興奮が無秩序に動き回ります。心房筋は痙攣し、心房の収縮運動は見られません。電気的興奮が不規則に房室結節以下に伝わるため、心室の電気的興奮の出現が不規則となり、QRS波もばらばらに現れ、RR間隔がまったく不規則になります。

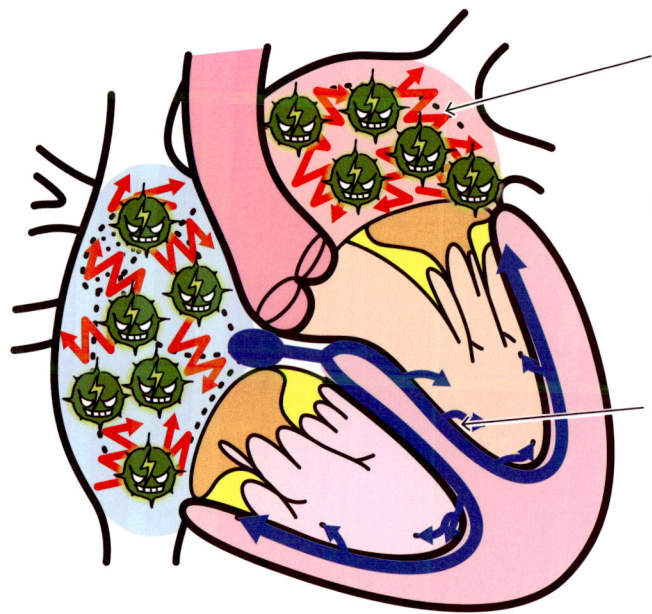

刺激の発生は不規則で、心房筋は無秩序に興奮する

↓

P波が無くなり、基線は細かく揺れて見える。これをf波と呼ぶ

心室内の電気的興奮の伝わり方は正常。心房から伝わる刺激が不規則なためRR間隔は不規則となる

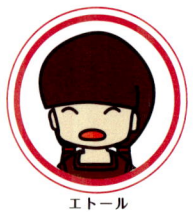

atrial：心房性
fibrillation：細動

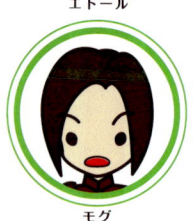

エトール

心房のけいれんが心房細動ね。

モグ

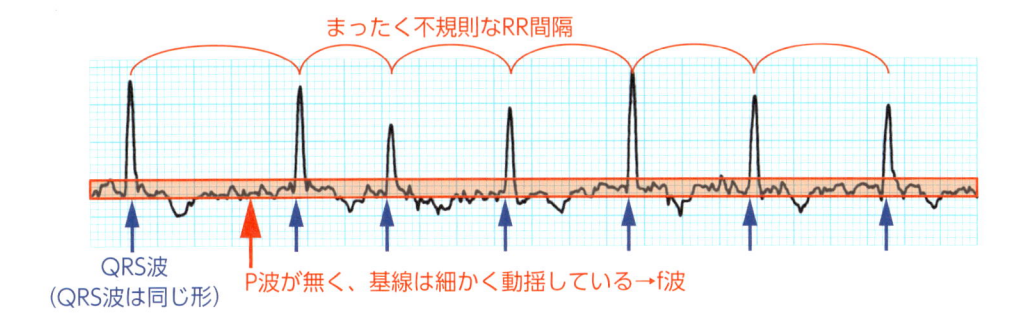

まったく不規則なRR間隔

QRS波
（QRS波は同じ形）

P波が無く、基線は細かく動揺している→f波

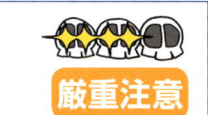

◆ 心電図波形の特徴 ◆

・P波が無く、基線の細かい動揺、f波が見られる。
・RR間隔は、不規則になる。
・QRS波は、同じ形をしている。

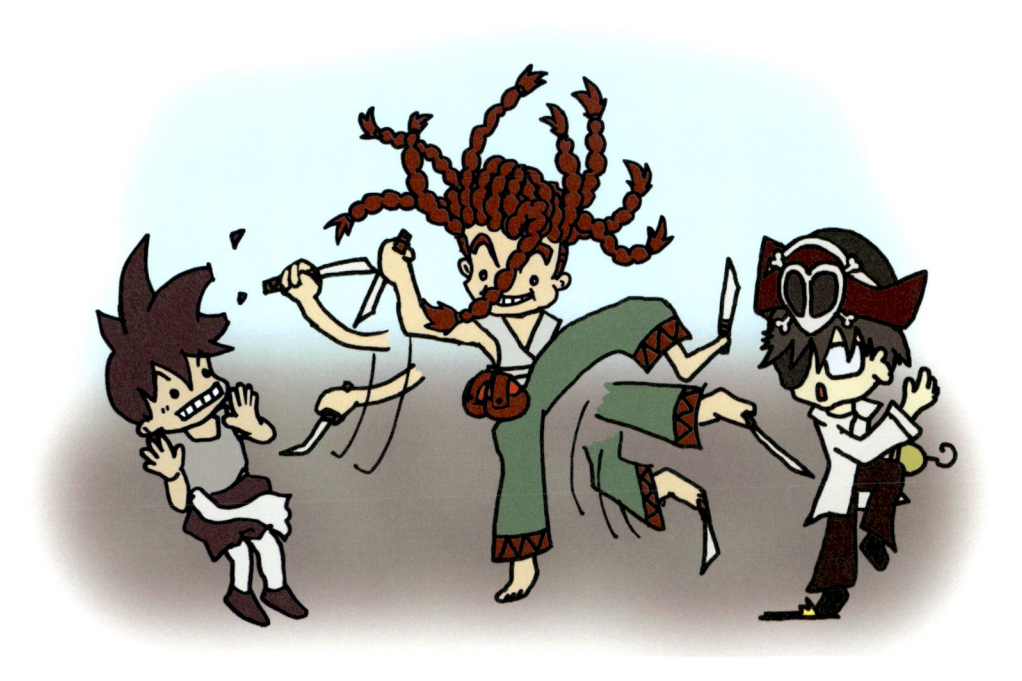

厳重注意

　心房細動は、規則性のまったくないRR間隔をつくります。おっと、危ない！海賊エイエフ（AF）の攻撃は、予測不能です。

第6話　戦闘開始
異常興奮による不整脈

心房細動と脳梗塞

心房細動は、脳梗塞の原因になります。

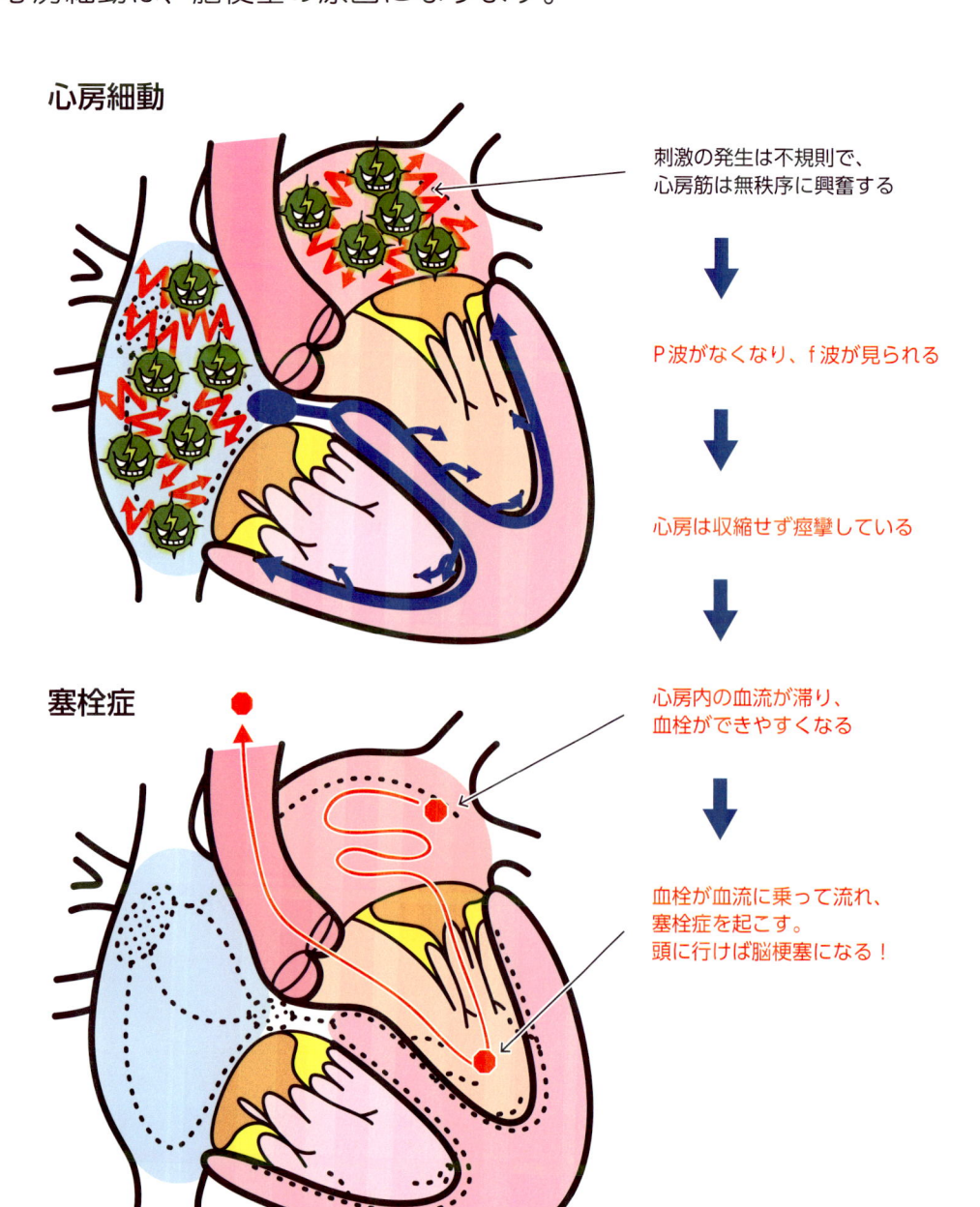

心房細動

刺激の発生は不規則で、心房筋は無秩序に興奮する

↓

P波がなくなり、f波が見られる

↓

心房は収縮せず痙攣している

↓

塞栓症

心房内の血流が滞り、血栓ができやすくなる

↓

血栓が血流に乗って流れ、塞栓症を起こす。頭に行けば脳梗塞になる！

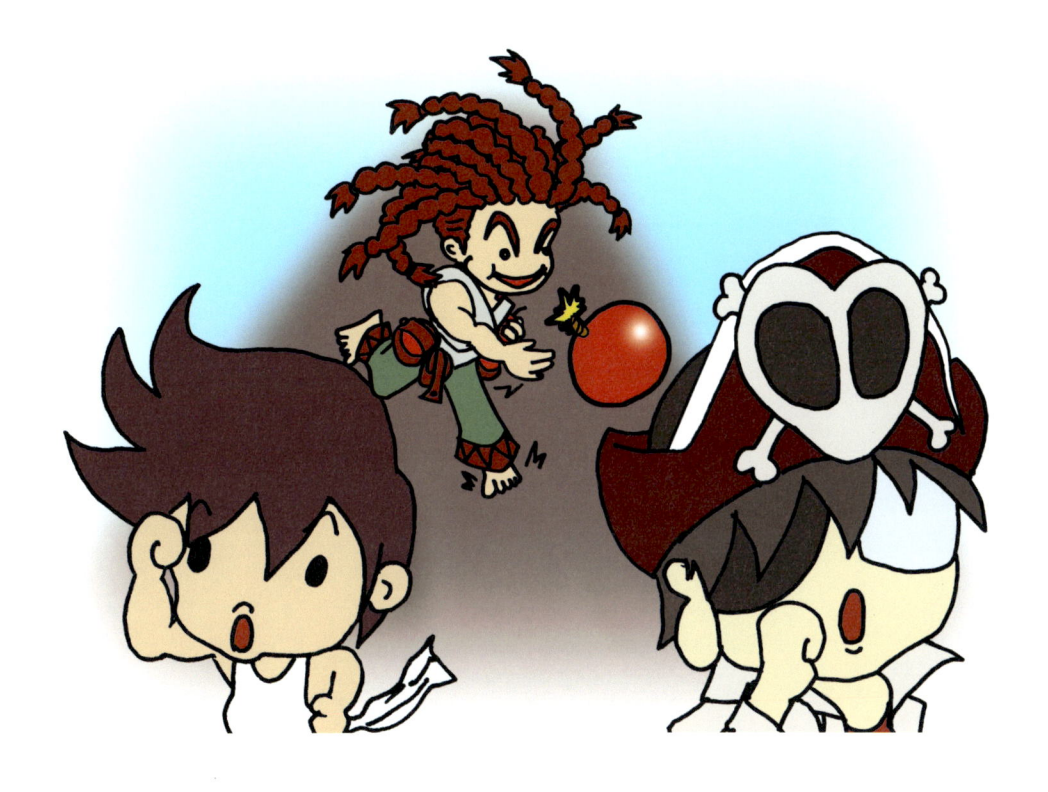

心房細動は、心房内で血栓をつくり塞栓症の原因となります。海賊エイエフ（AF）も暴れ出すと、爆弾（血栓）を投げつけてきます。あぶない！　頭を守れ！　脳梗塞はいやだ！

第6話　戦闘開始　異常興奮による不整脈

不整脈の結果生じる臨床上の問題は、
・　動悸等の不快感
・　急激な心拍出量の低下によるアダムス・ストークス症候群（P.112）
・　心機能の悪化による心不全
・　重症では、心原性ショック、心停止
それと、
・　心房細動による脳梗塞などの心原性塞栓症

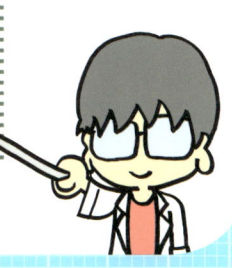

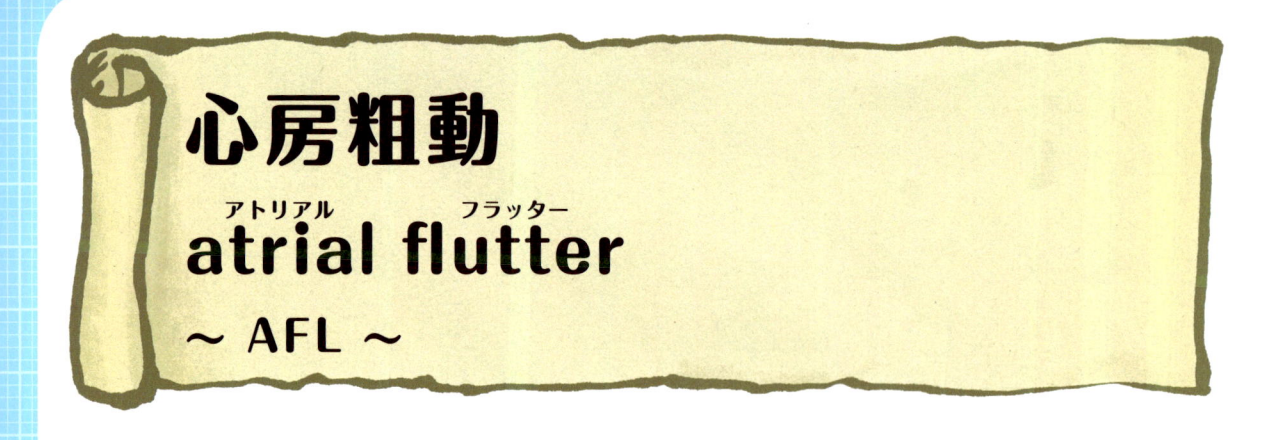

心房粗動
atrial flutter
～ AFL ～

心房粗動では、電気的興奮が心房を大きく旋回しています。心房筋は揺れるように興奮し、心房全体が収縮する運動は見られません。この状態が基線の動揺＝F波となって現れます。心房を旋回する電気的興奮が数回に1回の割合で房室結節以下に伝わり、QRS波を誘発します。このためRR間隔は、F波の周期の整数倍となります。

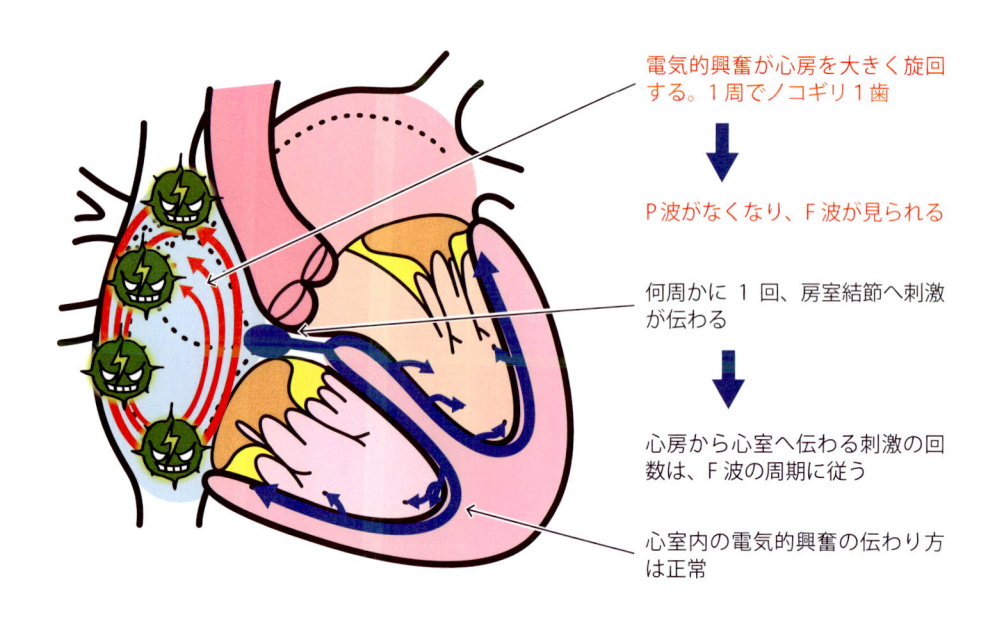

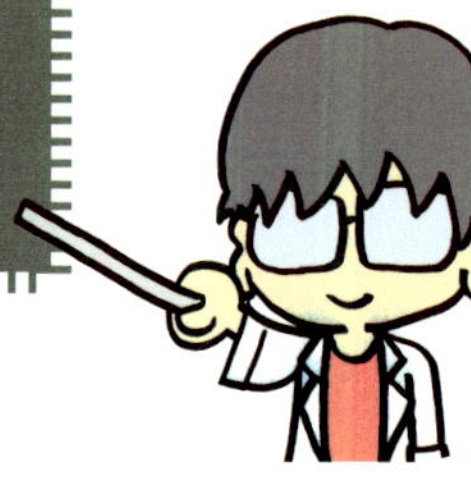

電気的興奮が心房を大きく旋回する。1周でノコギリ1歯

↓

P波がなくなり、F波が見られる

何周かに1回、房室結節へ刺激が伝わる

↓

心房から心室へ伝わる刺激の回数は、F波の周期に従う

心室内の電気的興奮の伝わり方は正常

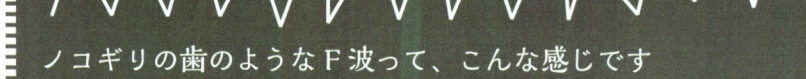

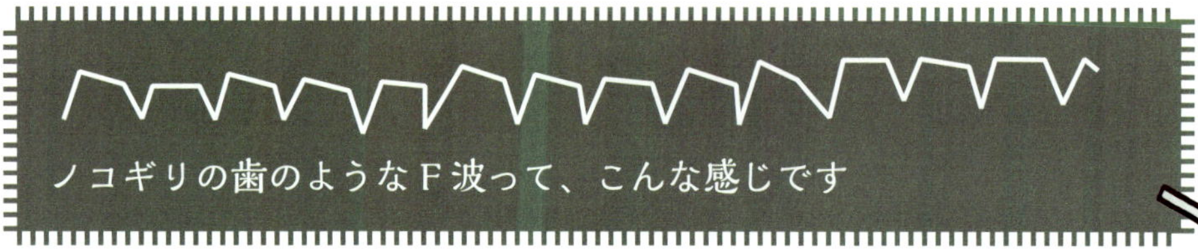

ノコギリの歯のようなF波って、こんな感じです

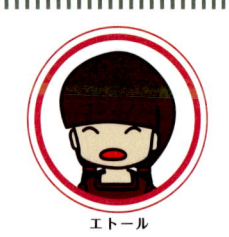

atrial：心房性
flutter：パタパタ動くから**粗動**

エトール

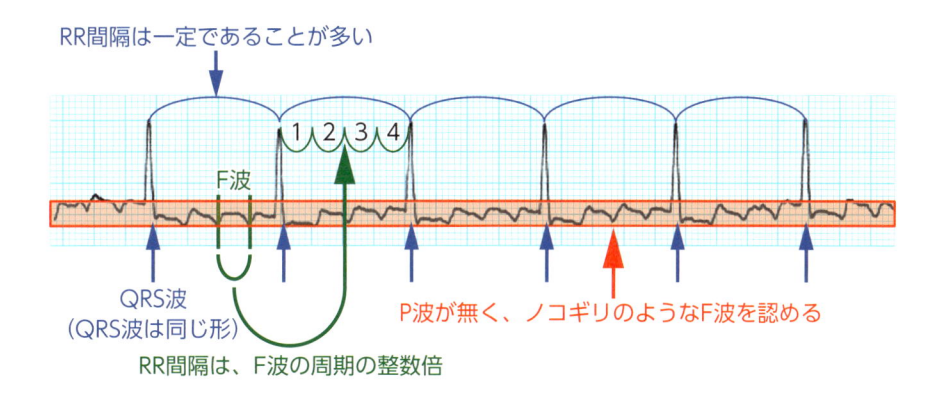

RR間隔は一定であることが多い

1 2 3 4

F波

QRS波
(QRS波は同じ形)

RR間隔は、F波の周期の整数倍

P波が無く、ノコギリのようなF波を認める

◆ 心電図波形の特徴 ◆

厳重注意

・P波が無い。基線は平坦でなく、ノコギリのような粗い波、F波が見られる。
・RR間隔は、一定で、F波の周期の整数倍になる。
・QRS波は、同じ形をしている。

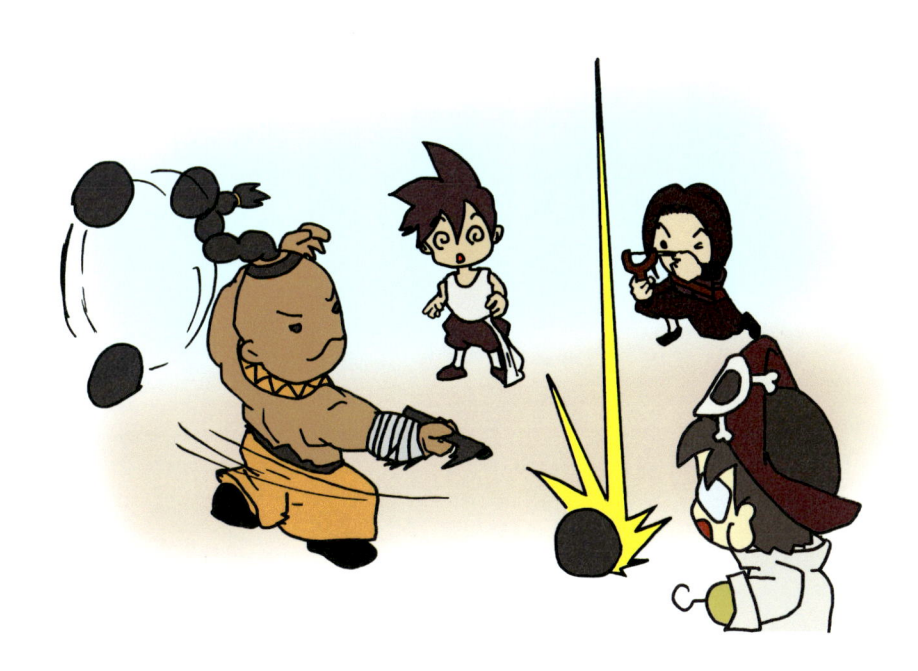

第6話 戦闘開始
異常興奮による不整脈

　心房粗動の正体は、心房を大きく旋回する電気的興奮です。この電気的興奮の回転がノコギリの歯のようなF波をつくります。海賊フラッター（AFL）は、クルクル回りながらキャプテンたちに襲いかかってきます。ニック、目を回してる場合じゃないぞ。モグ、回転を止めろ！

発作性上室頻拍
paroxysmal supraventricular tachycardia
〜 PSVT 〜

発作的に上室で始まる頻回の電気的興奮が、心室に伝わり頻拍となります。頻拍は治るときも、突然、止まります。

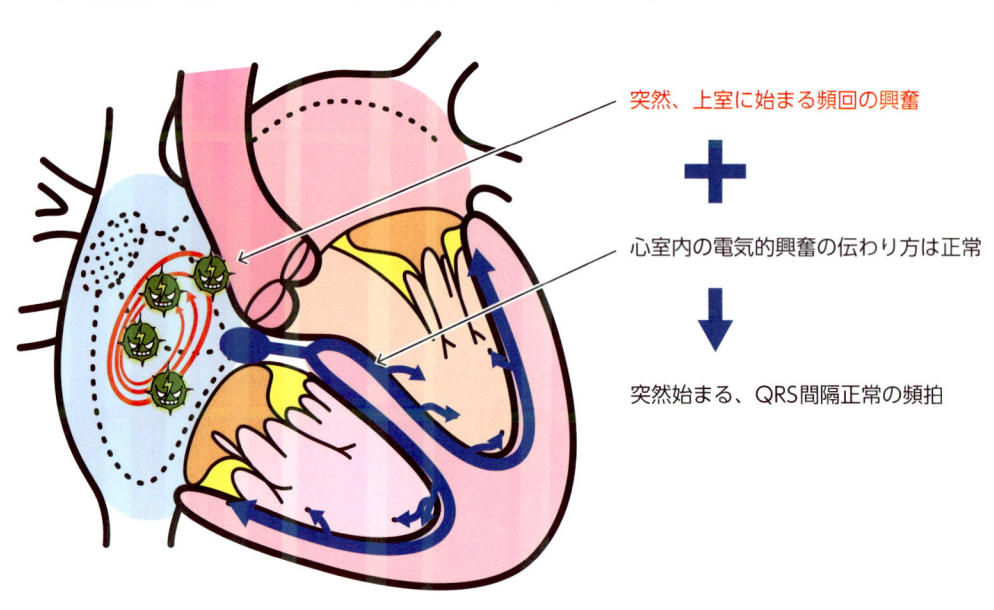

突然、上室に始まる頻回の興奮

＋

心室内の電気的興奮の伝わり方は正常

↓

突然始まる、QRS間隔正常の頻拍

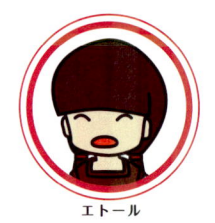

エトール
paroxysmal：発作性
supraventricular：上室性
tachycardia：頻拍

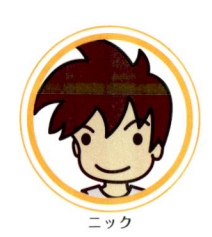

ニック
パロキー、静まれ！　発作よ止まれー！
って感じだな。
パロキシズマル、パロキシズマル、パロキ静まる。
へへ！

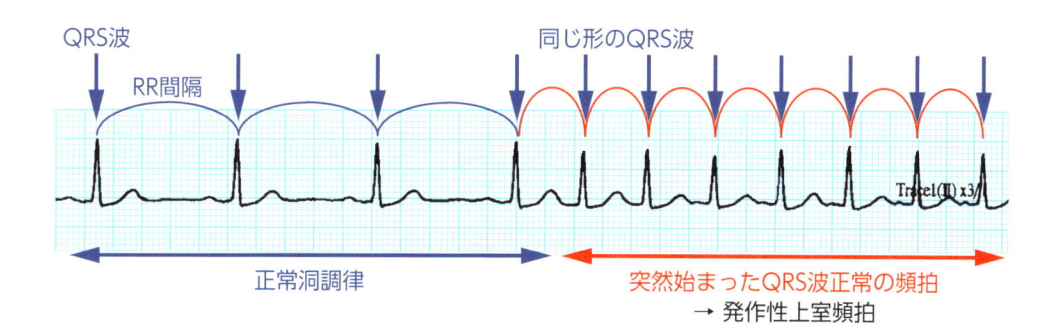

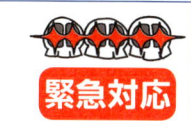

心電図波形の図：
- QRS波
- RR間隔
- 同じ形のQRS波
- 正常洞調律
- 突然始まったQRS波正常の頻拍 → 発作性上室頻拍

◆ 心電図波形の特徴 ◆

・頻拍は、突然始まるが、治るときも突然である。
・頻拍中のQRS波形は正常である。

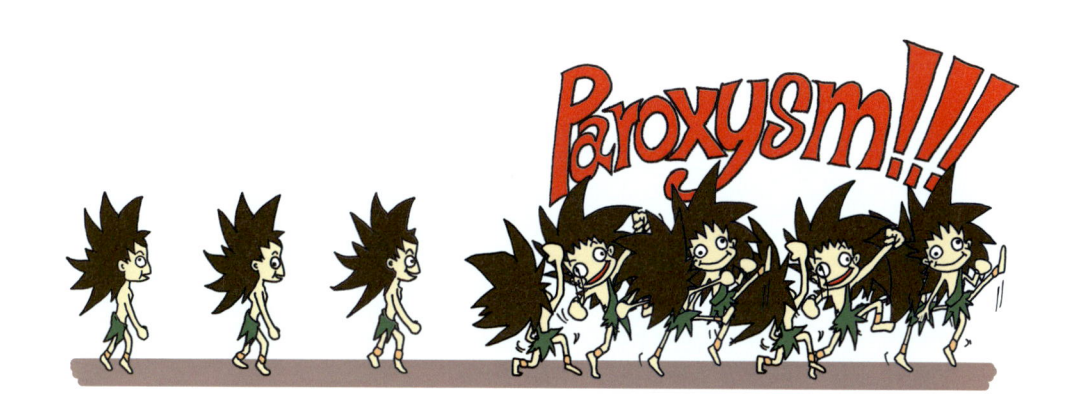

緊急対応

　PSVTは、QRS間隔が狭く正常の形の頻拍が突然始まり、突然収まります。海賊パロキー（PSVT）は、突然、発作的に暴れ出して襲ってきますが、突然やる気をなくして攻撃をやめてしまいます。気まぐれなのでしょうか。
　パロキーの名前は、パロキシズム（paroxysm：発作）に由来しています。

心室期外収縮
ventricular premature contraction
〜VPC〜

(ヴェントリクラール　プリマチュア　コントラクション)

　心室期外収縮は、心室に始まる異常興奮が心室全体に広がって発生します。電気的興奮が時期外れに早く出るので、期外収縮と呼ばれます。また、心室の電気的興奮の伝わり方が正常とは異なるためQRS波が変形します。

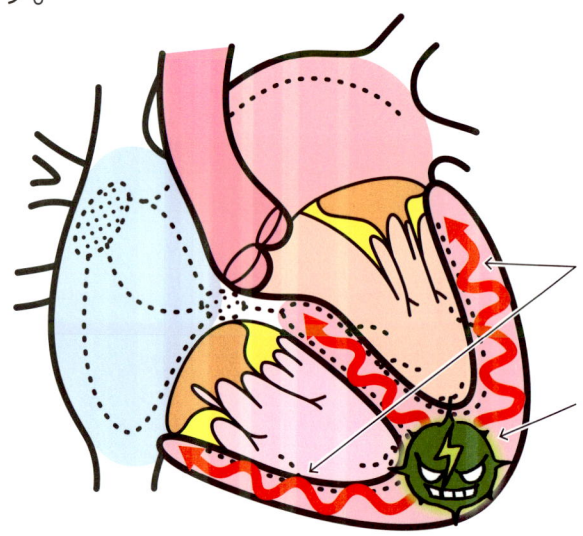

心室内の電気的興奮の伝わり方は、正常とは異なり、遅い

心室で早期に電気的興奮が発生する

補足：心室期外収縮では、心室内の伝導速度が遅いので、心室全体に広がるために時間がかかり、QRS時間が延長します。この結果、QRS間隔が広くなるのです。

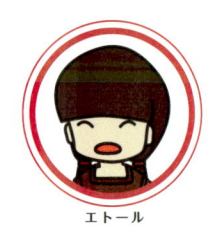

ventricular：心室性
premature：期外性
contraction：収縮

エトール

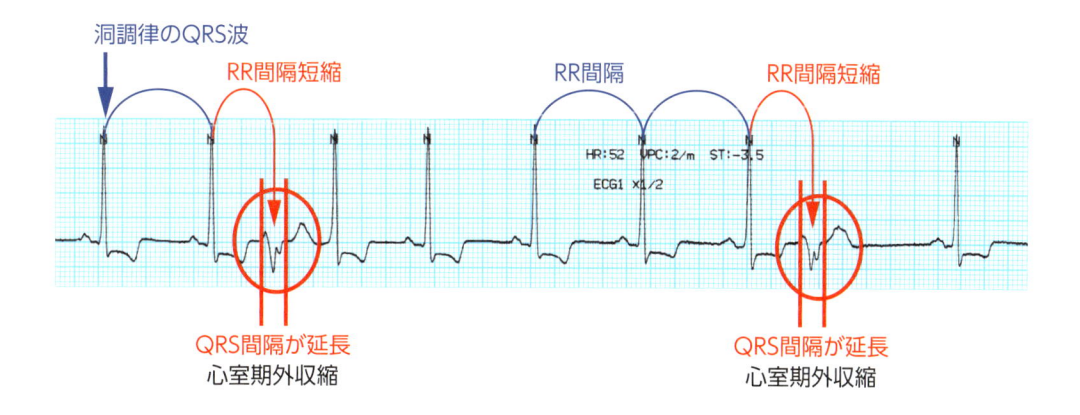

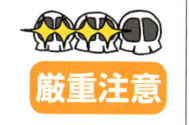

洞調律のQRS波　RR間隔短縮　　　RR間隔　　RR間隔短縮

QRS間隔が延長　　　　　QRS間隔が延長
心室期外収縮　　　　　　心室期外収縮

◆ 心電図波形の特徴 ◆

・RR間隔が短縮して出現する幅の広いQRS波

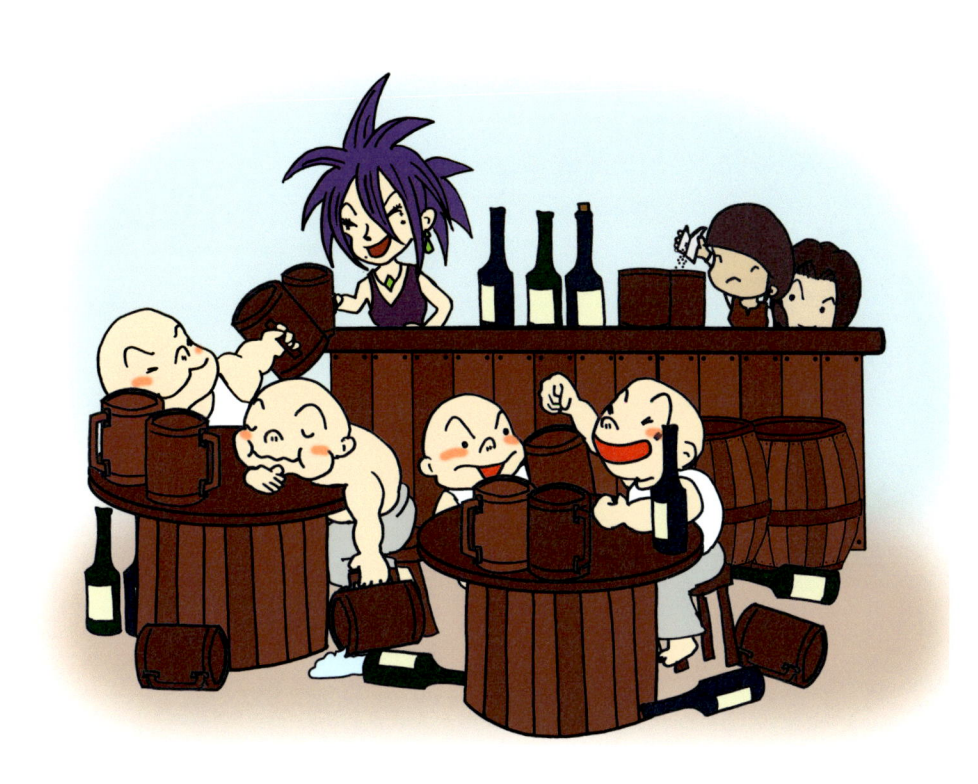

厳重注意

太ったヴイピー（VPC）兄弟たちは、酒場で飲んだくれています。
　こっそりとエトールとモグがお酒に入れている薬は、抗不整脈薬のようです。眠らされたヴイピーもいますよ。

第6話　戦闘開始
異常興奮による不整脈

危険な心室期外収縮
～ 致死的不整脈の前兆 ～

　心室期外収縮の中には、急激な循環不全を起こす心室頻拍（→ P.104）や致死的不整脈となる心室細動(→ P.106)に移行する危険性の高いタイプがあり見逃せません。

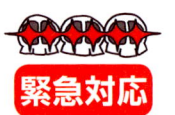

緊急対応

　危険な心室期外収縮には、以下があります
1. アール・オン・ティ … 前のT波にQRS波が重なるように現れる
2. 多形性 …………… 形が異なる2種類以上のQRS波を認める
3. 頻発 ……………… 出現頻度が多く、増加傾向の場合
4. 二連発 …………… 2個連続して出現する
5. ショートラン ……… 3個以上連続する

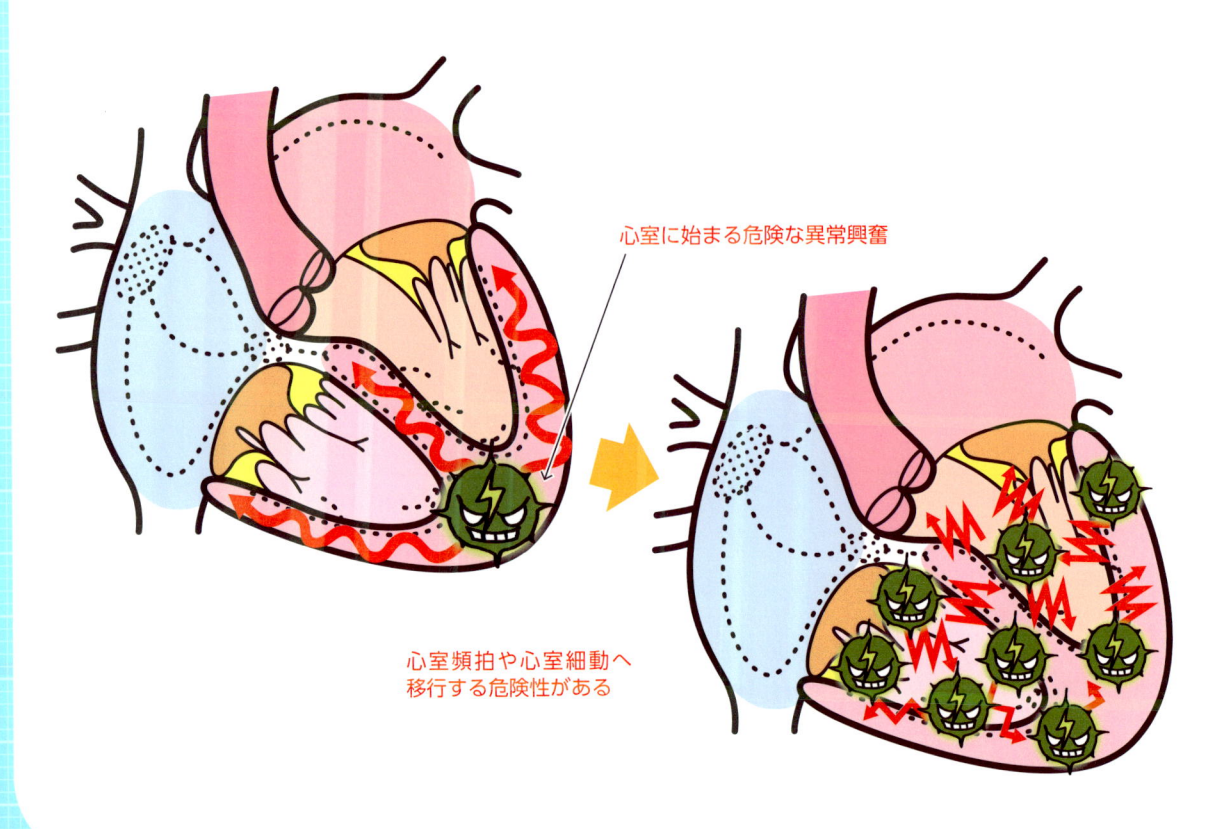

心室に始まる危険な異常興奮

心室頻拍や心室細動へ移行する危険性がある

● R on T の実例

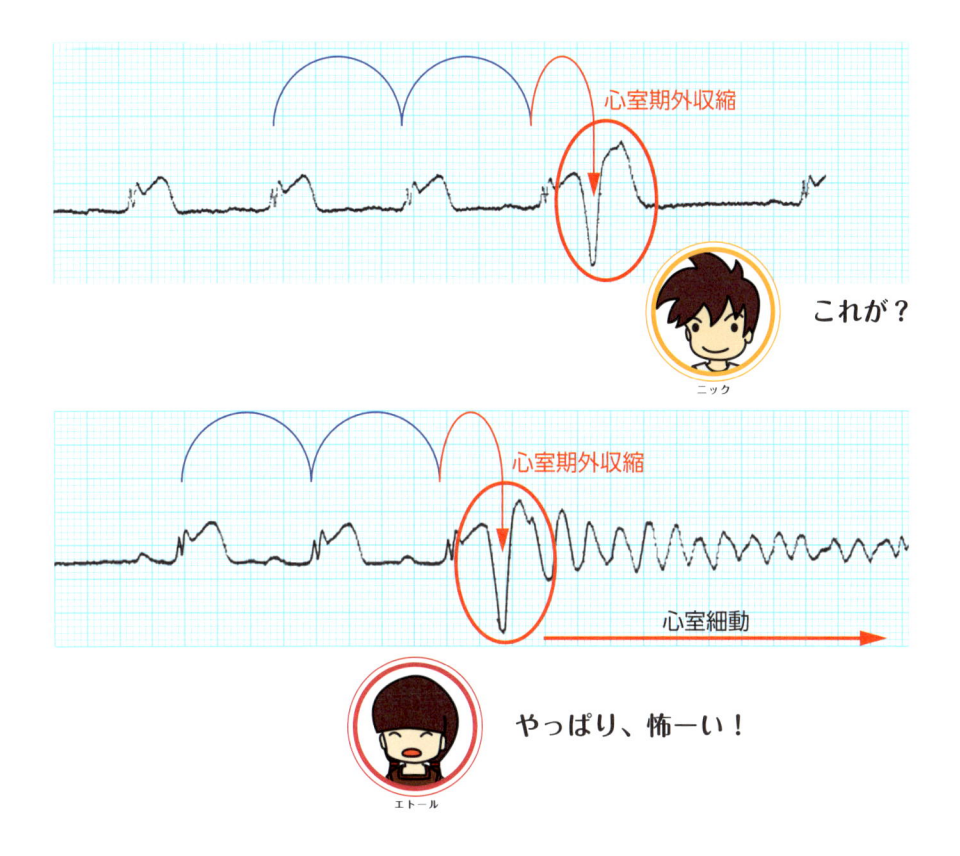

心室期外収縮

これが？（ニック）

心室期外収縮

心室細動

やっぱり、怖ーい！（エトール）

　上段：前のT波に重なるように心室期外収縮が出現しています。R on Tと呼ばれ危険です。

　下段：上段と同じR on Tのタイミングで心室期外収縮が出現し、いきなり心室細動になりました。

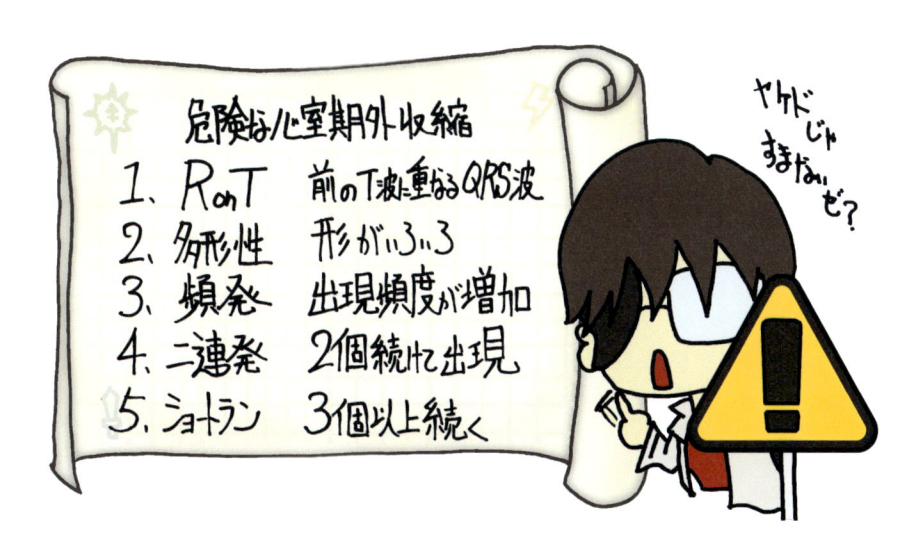

危険な心室期外収縮
1. R on T　　前のT波に重なるQRS波
2. 多形性　　形がいろいろ
3. 頻発　　　出現頻度が増加
4. 二連発　　2個続けて出現
5. ショートラン　3個以上続く

ヤケドじゃすまないぜ？

第6話　戦闘開始　異常興奮による不整脈

101

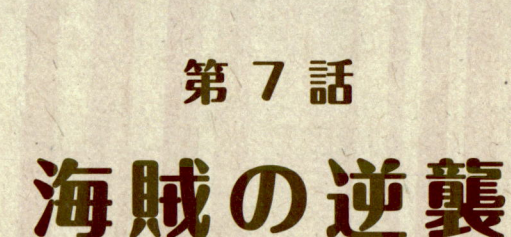

第7話
海賊の逆襲
～重症不整脈とその治療～

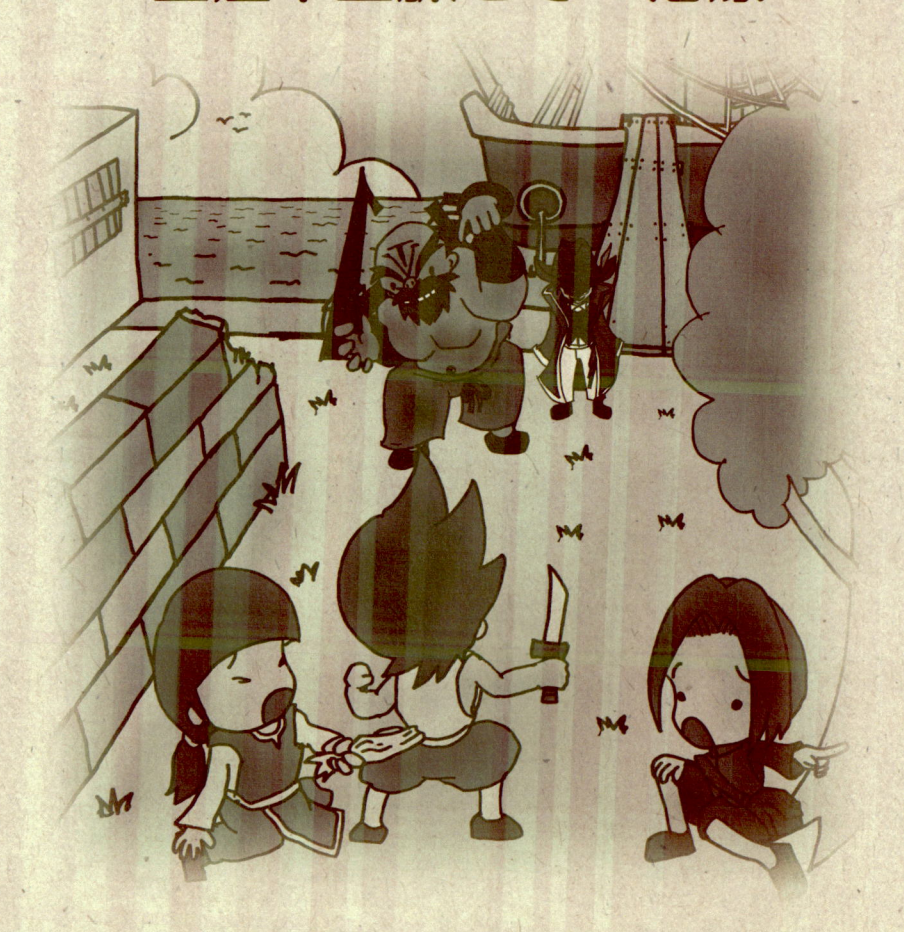

あっ！ 海賊ヴイティ（VT）、ヴイエフ（VF）が
彼らのアジト・トルトゥーガ島に戻って来た
ニック、モグ、エトールたちに襲いかかる！
危ない！ キャプテンＨ負けるな！

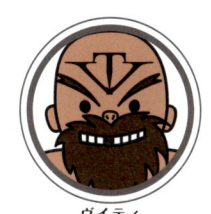

ヴイティ：小僧ども。今度は、逃さないぜ！

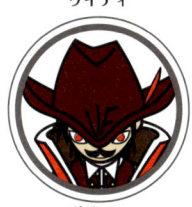

ヴイエフ：皆殺しだー。ハッハッハッハ。

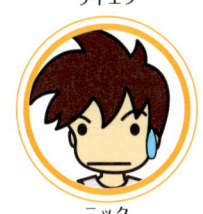

ニック：まずい！　ヴイティ、ヴイエフがもどって来たー！くそー。

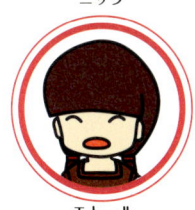

エトール：だめ！　ニック、逃げよう！

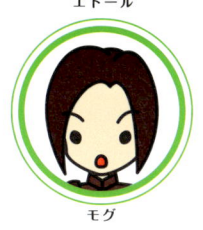

モグ：キャプテンはどこ？　みんなに知らせなきゃ！

第7話では、致死的な不整脈を中心に勉強します。
心室頻拍 (P.104)、心室細動 (P.106)、心静止 (P.108)、無脈性電気活動 (P.109) は、いずれも心停止を起こす極めて重篤な病状です。加えて見逃せない ST 変化についても解説します (P.110)。ST 変化は、心筋虚血などの心筋障害を表している危険性があり、さまざまな不整脈や心不全の発現に警戒することを教えてくれます。
VT、VF たちの逆襲にニックたちも大ピンチ。果たして生き残れるか？

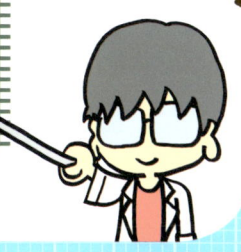

第 7 話　海賊の逆襲
重症不整脈とその治療

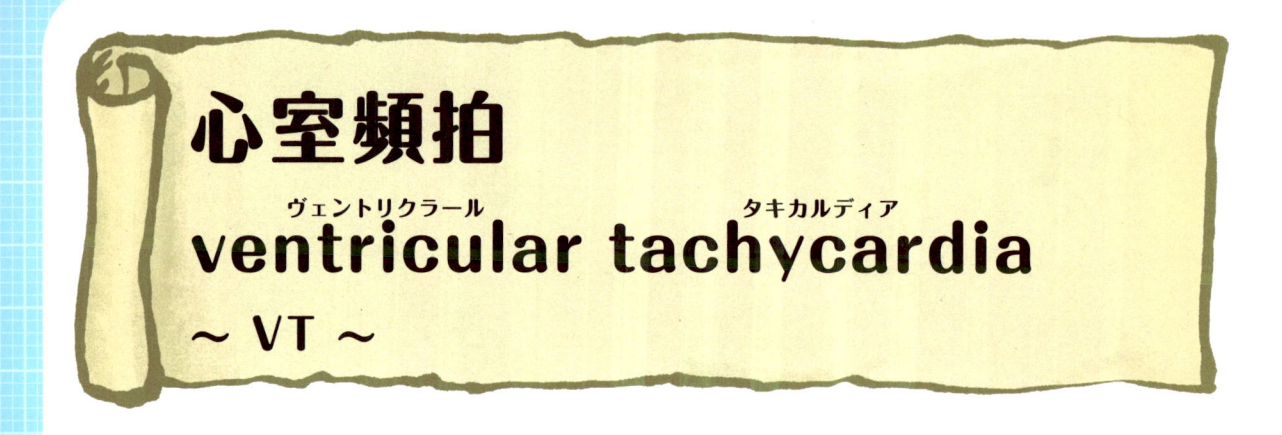

心室頻拍
ventricular tachycardia
〜 VT 〜

　心室頻拍では、心室で連続かつ頻回に発生した異常興奮が心室に広がり、頻回の興奮を引き起こします。心拍出量が減少し、血圧が低下します。重症では、脈を触れず意識をなくすこともあり、無脈性心室頻拍と呼ばれます。

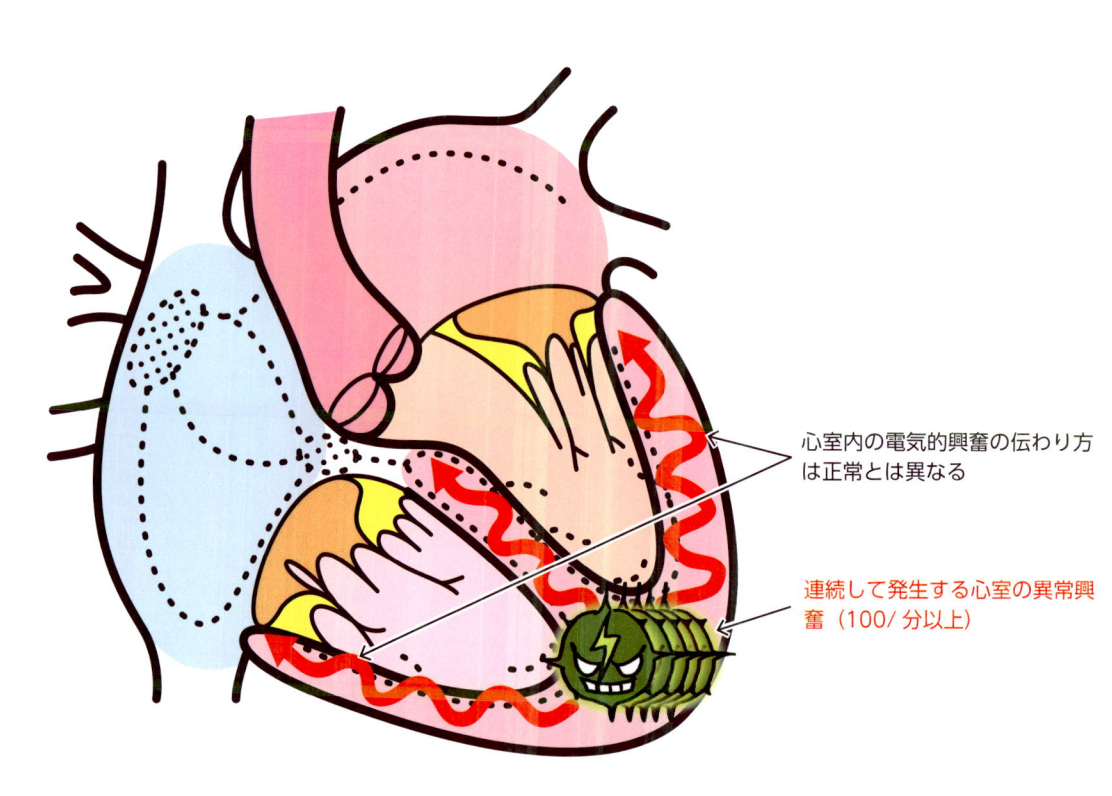

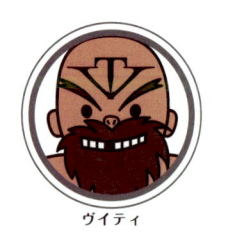

心室内の電気的興奮の伝わり方は正常とは異なる

連続して発生する心室の異常興奮（100/分以上）

ventricular：心室性
tachycardia：頻拍

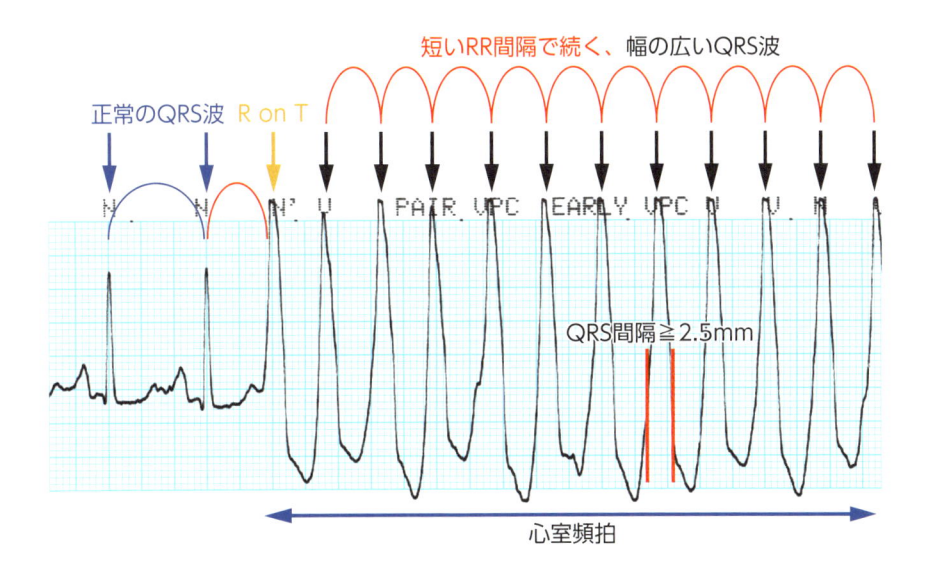

正常のQRS波　R on T　　短いRR間隔で続く、幅の広いQRS波

QRS間隔≧2.5mm

心室頻拍

◆ **心電図波形の特徴** ◆

緊急対応

・幅の広い QRS 波が短い RR 間隔で続く。
　QRS 間隔 ≧ 2.5mm
　RR 間隔 ≦ 15mm

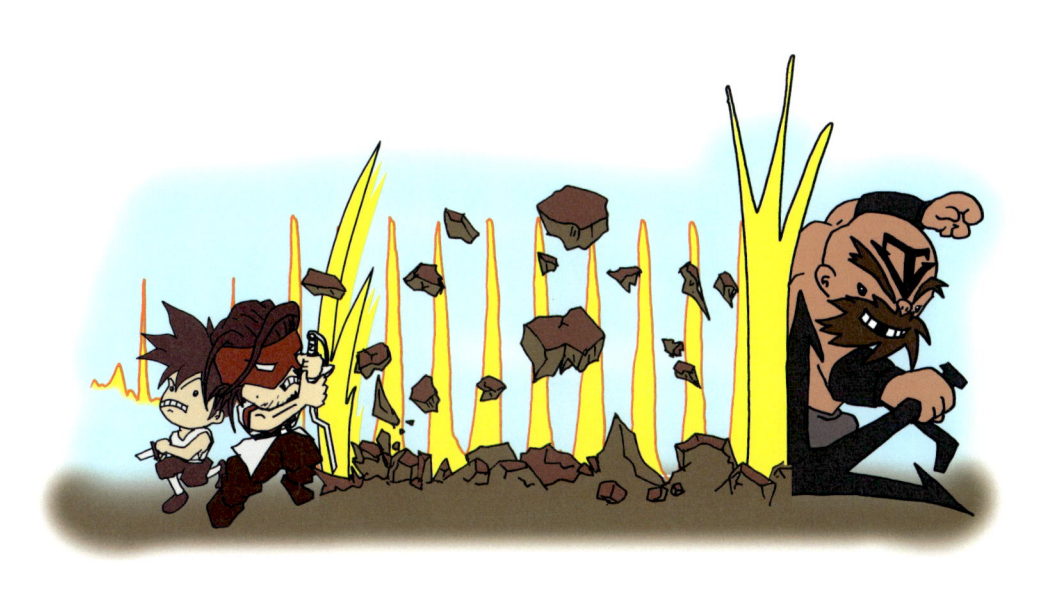

　幅の広い QRS 波が連続して続く心室頻拍（VT）は、最も危険な不整脈のひとつです。物語の始まりに登場した海賊ヴイティが、再びニック達に襲いかかってきました。危ないニック！負けるなジャンク！

第 7 話　海賊の逆襲
重症不整脈とその治療

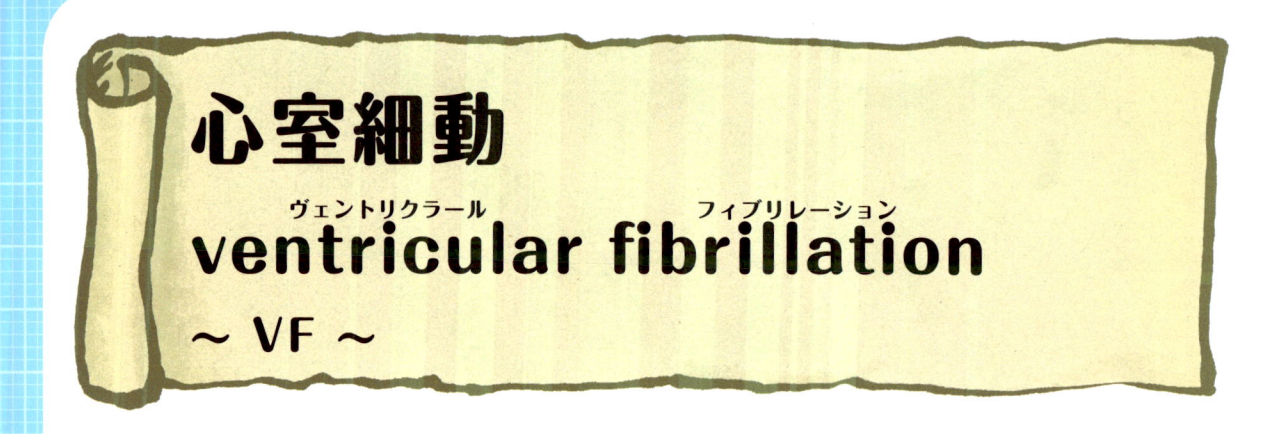

心室細動
ventricular fibrillation
〜 VF 〜

心室細動では、心室筋は無秩序に興奮し、けいれんを起こしています。心拍動は無く、心停止となります。

心電図は不規則な動揺波形をつくります。

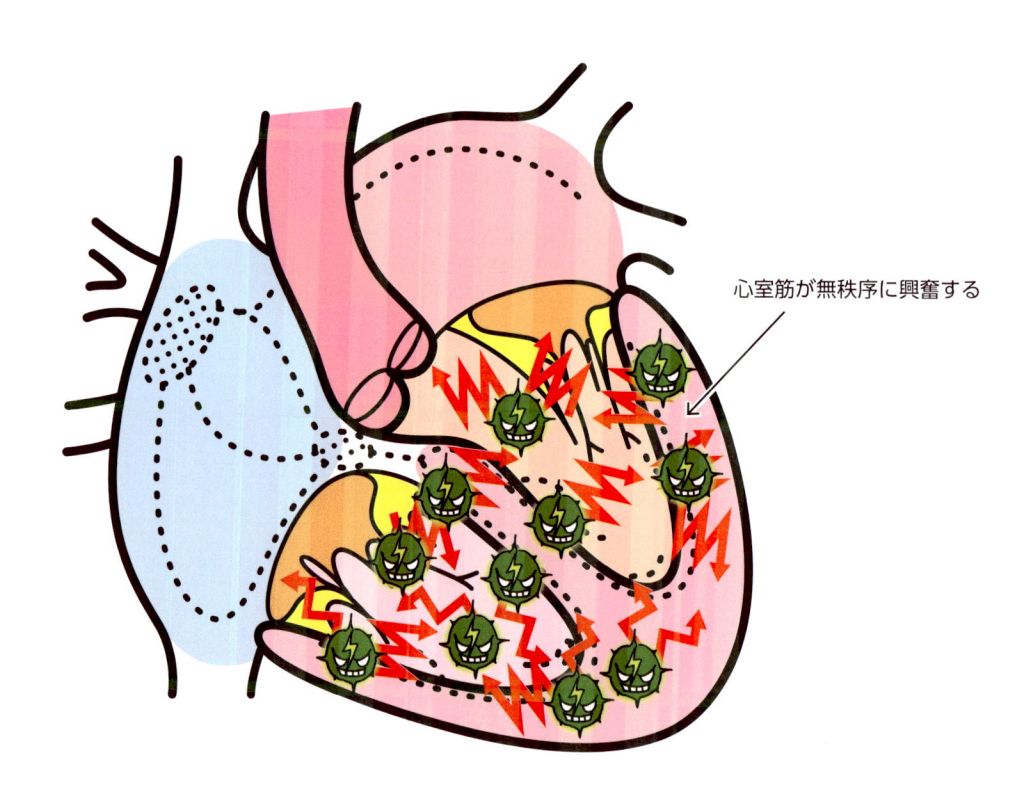

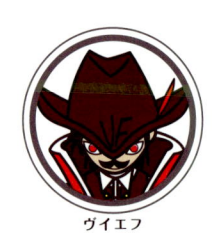

心室筋が無秩序に興奮する

ventricular：心室性
fibrillation：細動

QRS波もT波も無い

◆ 心電図波形の特徴 ◆

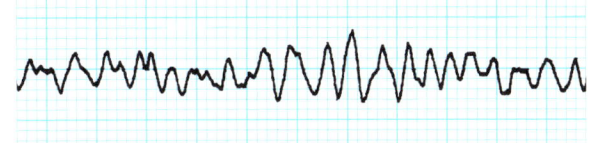

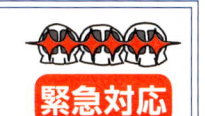

・QRS波もT波も無いまったく無秩序な動揺波形をみせる

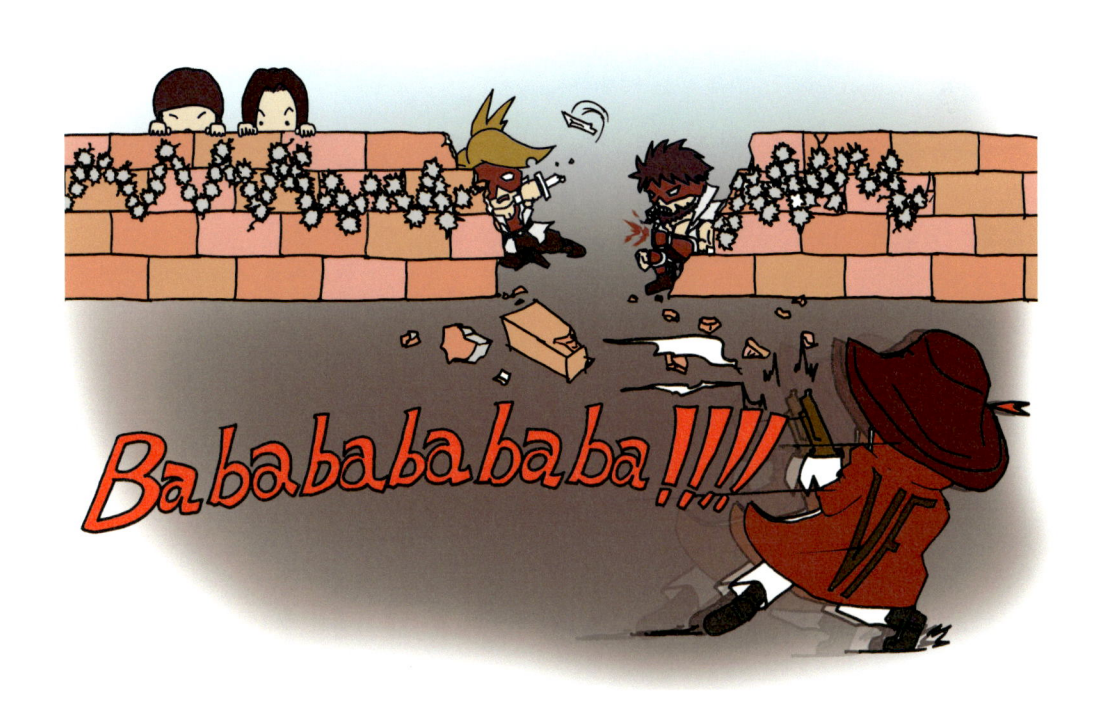

緊急対応

Babababababa!!!!

第7話 海賊の逆襲
重症不整脈とその治療

　心室細動 (VF) は、最も危険で致死的な不整脈です。何もしないで3分以上続くと、脳障害が始まり、刻々と死に近づきます。海賊ヴイエフが放つ銃撃は早すぎて隙がない。キャプテンHは、どこにいるんだ！　早く助けないと、みんなやられてしまう！

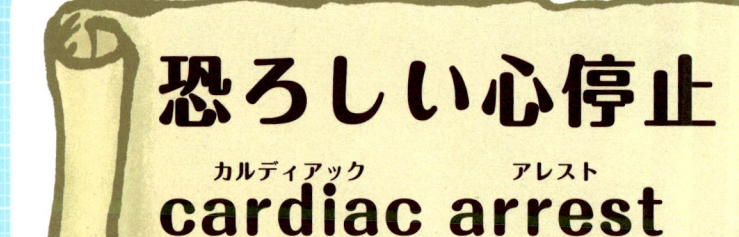

恐ろしい心停止
cardiac arrest
～心臓が血液を拍出できなくなった状態～

　心停止とは、医学では「心臓が血液を拍出できなくなった状態」のことです。

　まったく止まってぴくりともしない心臓は、誰が見ても心停止ですが、それ以外にもいろいろな心停止があります。心停止は多様で、その時の心電図もさまざまです。代表的な心停止には以下のものがあります。

1：心静止（asystole） ➡ P.77 参照

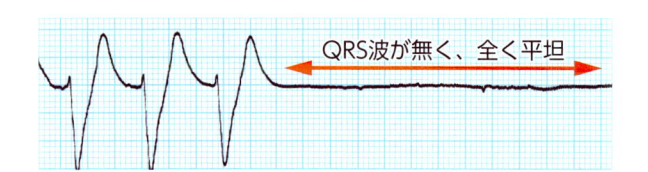

QRS波が無く、全く平坦

緊急対応

エイシス

　"asystole"は、"無収縮"を意味します。心室の電気的活動は無く、QRS波がありません。

2：心室細動（VF） ➡ P.106 参照

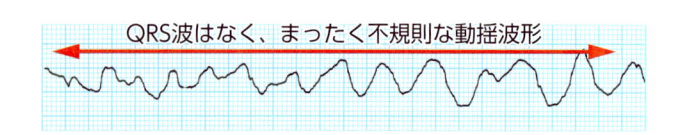

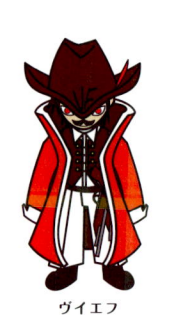

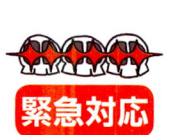

QRS波はなく、まったく不規則な動揺波形

緊急対応

ヴイエフ

3：無脈性心室頻拍（pulseless VT） ➡ P.104 参照

幅の広い QRS 波が続く頻拍。脈拍を触れない

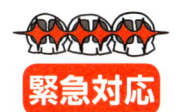

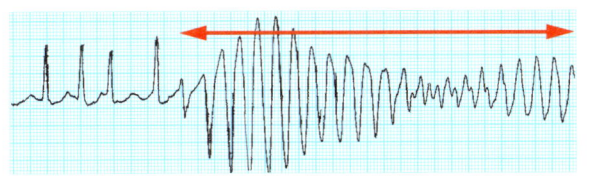

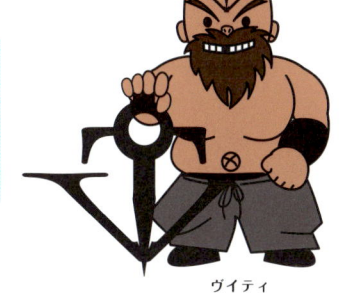

緊急対応

ヴイティ

4：無脈性電気活動
（PEA：pulseless electrical activity）

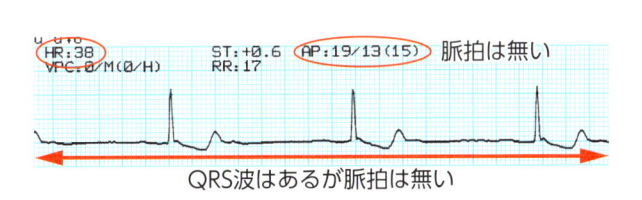

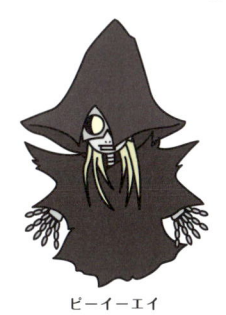

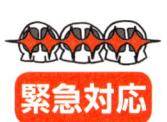

緊急対応

QRS波はあるが脈拍は無い

ピーイーエイ

　PEA は、QRS 波をつくる電気的活動があっても、心臓は血液を拍出できず、脈拍を触れることができません。原因を治療できなければ、救命は困難です。

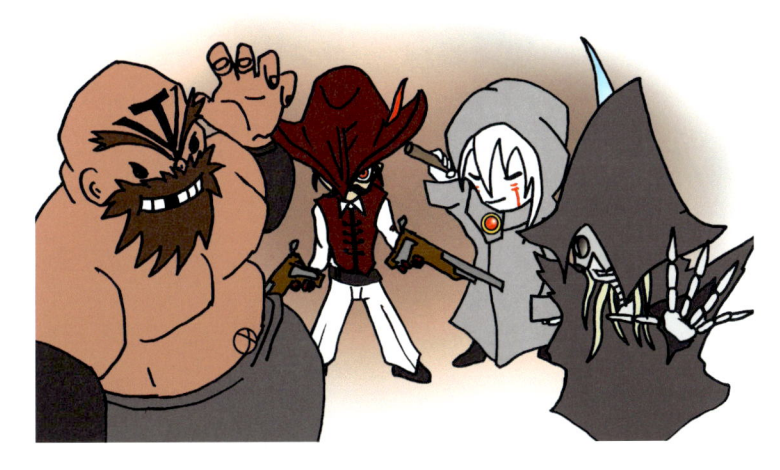

　ああ、もうだめかも！　ヴェン、ジャンク、アトリア、ニック達は、ヴイティ、ヴイエフ、エイシス、ピーイーエイの"死の4人組"に囲まれてしまった。みんなの命は風前の灯火だ。

見逃せないST変化
～ST部分の異常から心筋虚血がわかる～

　STが上昇したり下降したりする原因にはいろいろあります。心筋梗塞や狭心症といった命に関わる虚血性心疾患が背景となっていることもあるので、見逃せません。

＜急性心筋梗塞で見られたST上昇＞

　冠動脈が閉塞(へいそく)(つまること)すると、広範囲の心筋虚血を起こし、STが上昇します。

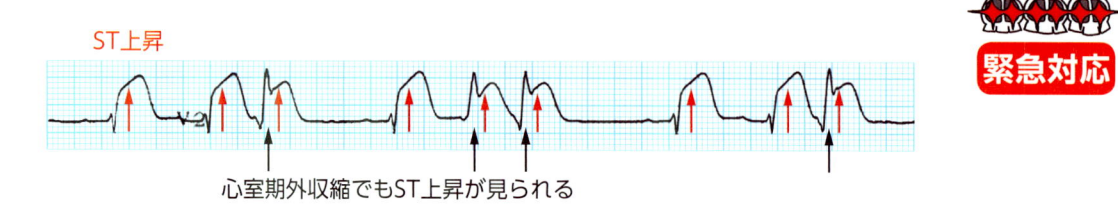

ST上昇

心室期外収縮でもST上昇が見られる

緊急対応

＜異型狭心症発作時のST上昇＞

　冠動脈の攣縮(れんしゅく)(けいれん)によって、広い範囲の心筋に急激な虚血が生じ、STが上昇します。

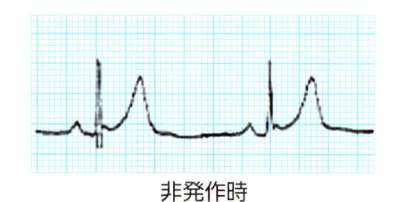

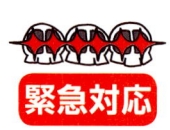

非発作時　　　　　発作時のST上昇

緊急対応

110

＜労作性狭心症発作時のST下降＞

　冠動脈に動脈硬化による狭窄（せまいこと）があり、労作によって心筋の酸素需要が高まると、狭窄の末梢側の心筋に相対的に心筋虚血を生じ、STが下降します。

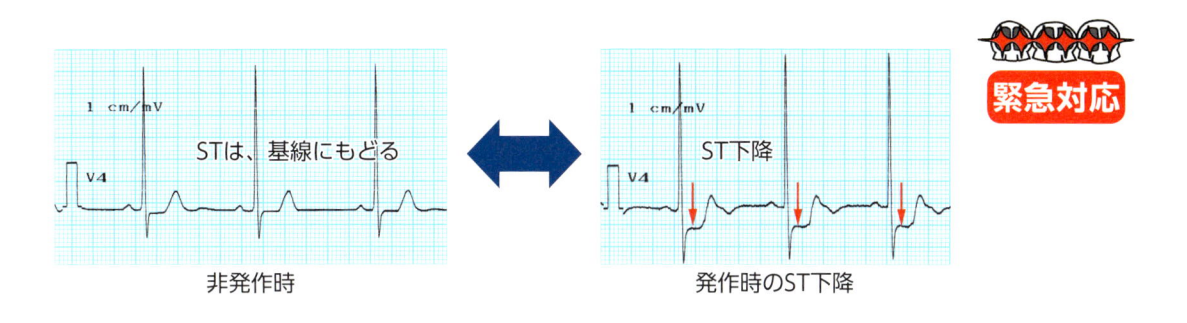

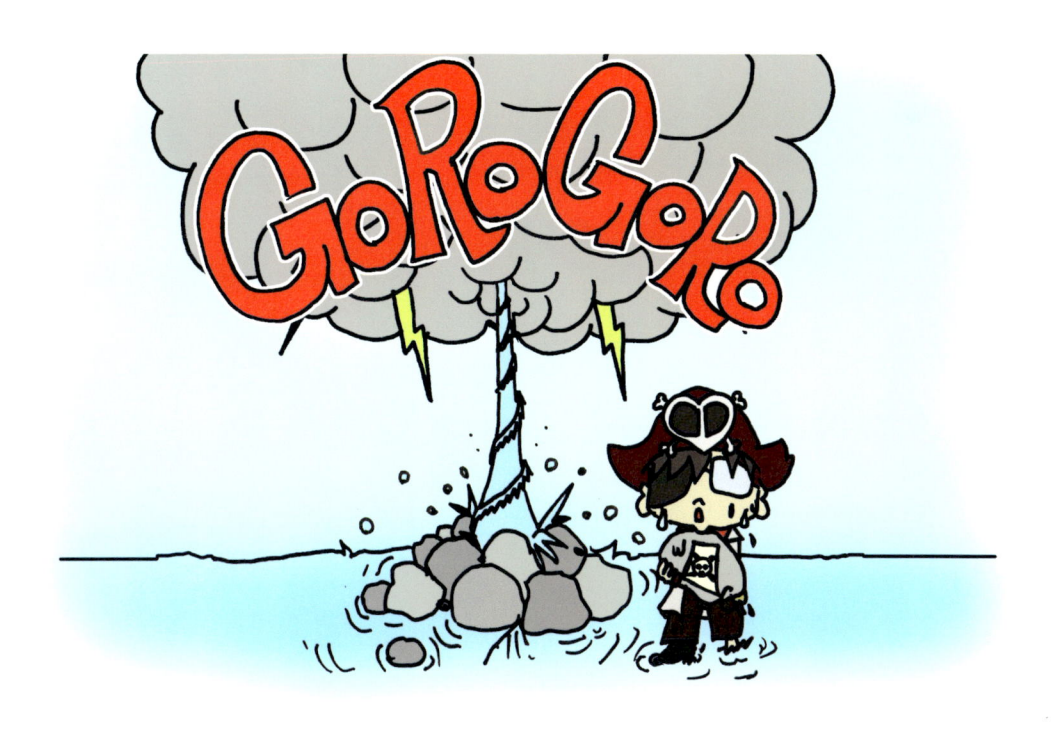

非発作時 ↔ 発作時のST下降

緊急対応

GoRoGoRo

　冠動脈の狭窄や閉塞は、心筋の虚血（灌流不全による低酸素）を引き起こします。最善の治療のひとつは、血流を取り戻す血行再建です。キャプテンが封印を解き、流れを取り戻した泉は、空に水を吹き上げ、雷雲を呼ぶ伝説の竜泉です。
　物語はクライマックスへ！

人工ペースメーカ治療
〜心臓を止めるな！〜

　心臓が止まりそうになった時、電気刺激を加えて、心臓を収縮させる機械がペースメーカです。

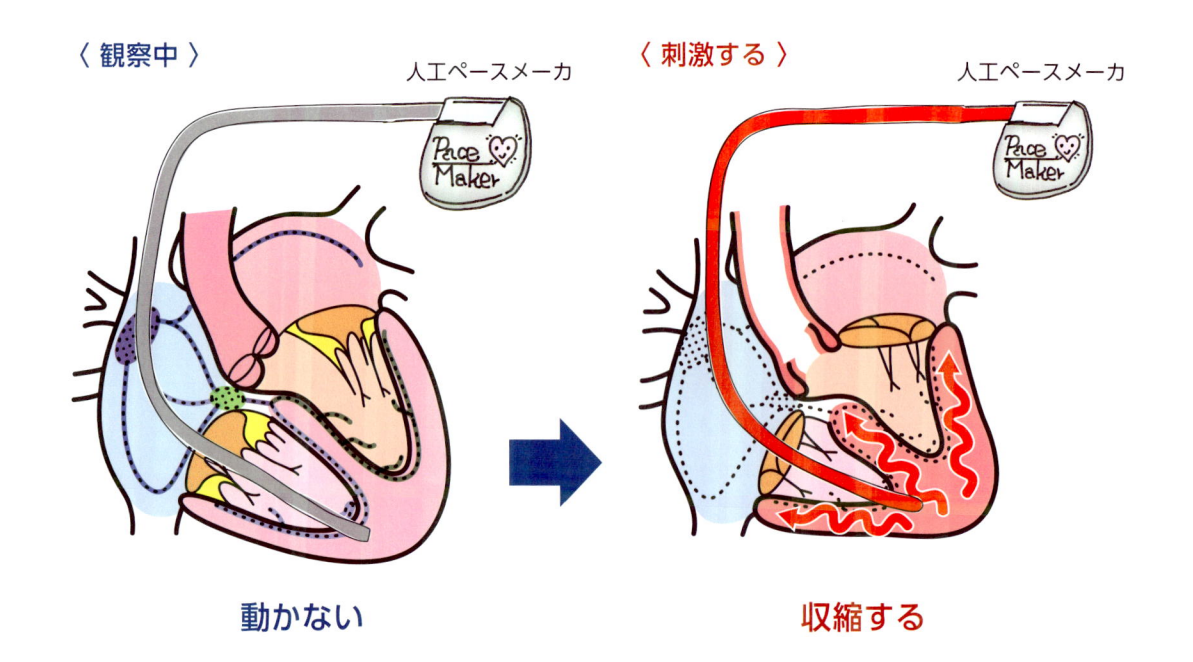

〈観察中〉　人工ペースメーカ　　〈刺激する〉　人工ペースメーカ

動かない　　　　　　　　　　収縮する

アダムス・ストークス症候群

突然極端な徐脈や頻脈になると心拍出量が減って、脳虚血から目眩や意識消失などを起こすことがあります。このように不整脈から一過性の意識障害を起こす症候群をアダムス・ストークス症候群と呼びます。そんな時は、ペースメーカ治療が有効です。

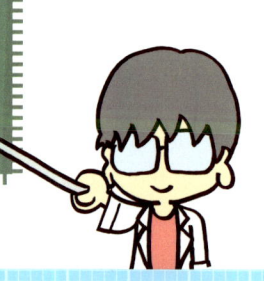

◉心静止（心室静止）に対するペースメーカ治療

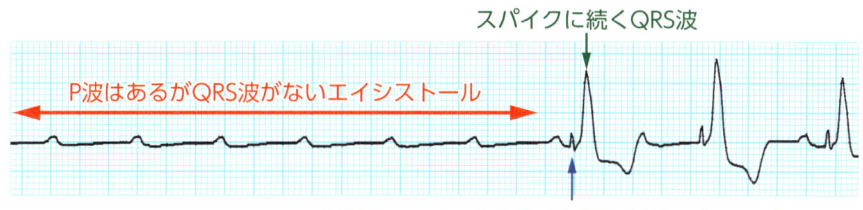

スパイクに続くQRS波

P波はあるがQRS波がないエイシストール

人工ペースメーカから出た電気刺激によるスパイク

◆ 心電図波形の特徴 ◆

・スパイクがある
・心房ペーシングでは、スパイクにP波が続く
・心室ペーシングでは、スパイクにQRS波が続く

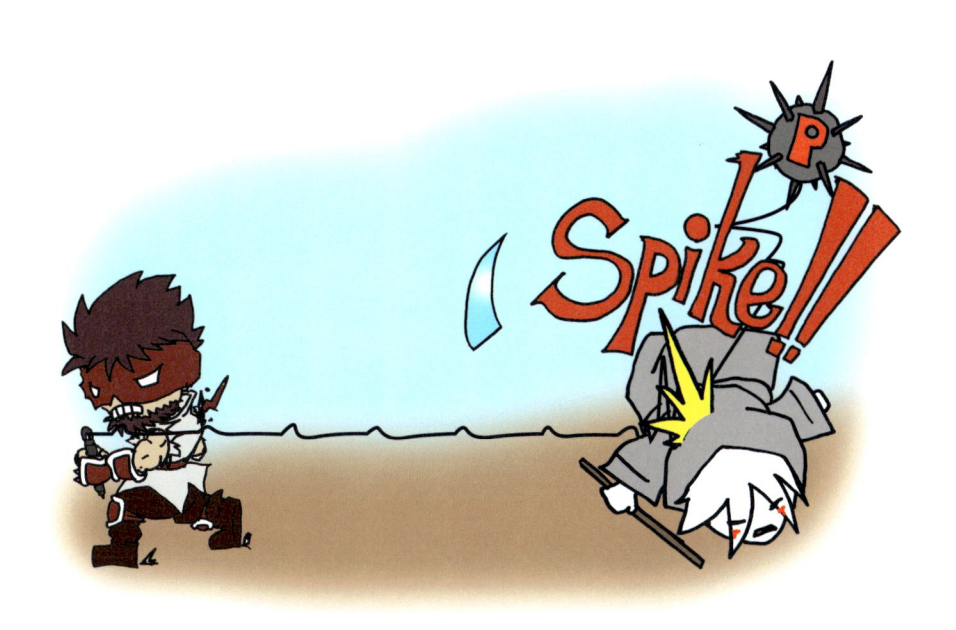

一瞬の隙にヴェンは、鉄球をエイシスに投げつけた。スパイクによって心臓が動いた。モグ、ニック、エトール、危機から脱出（エスケープ）しろ！

AED、DC、カルディオバージョン
〜心臓を止めるな！〜

　AED、DC、カルディオバージョンは、通電によって、VT、VF、心房細動、心房粗動、心房頻拍、発作性上室頻拍などの不整脈を治療します。

◉心室細動（➡ P.106参照）に対するDCの実施

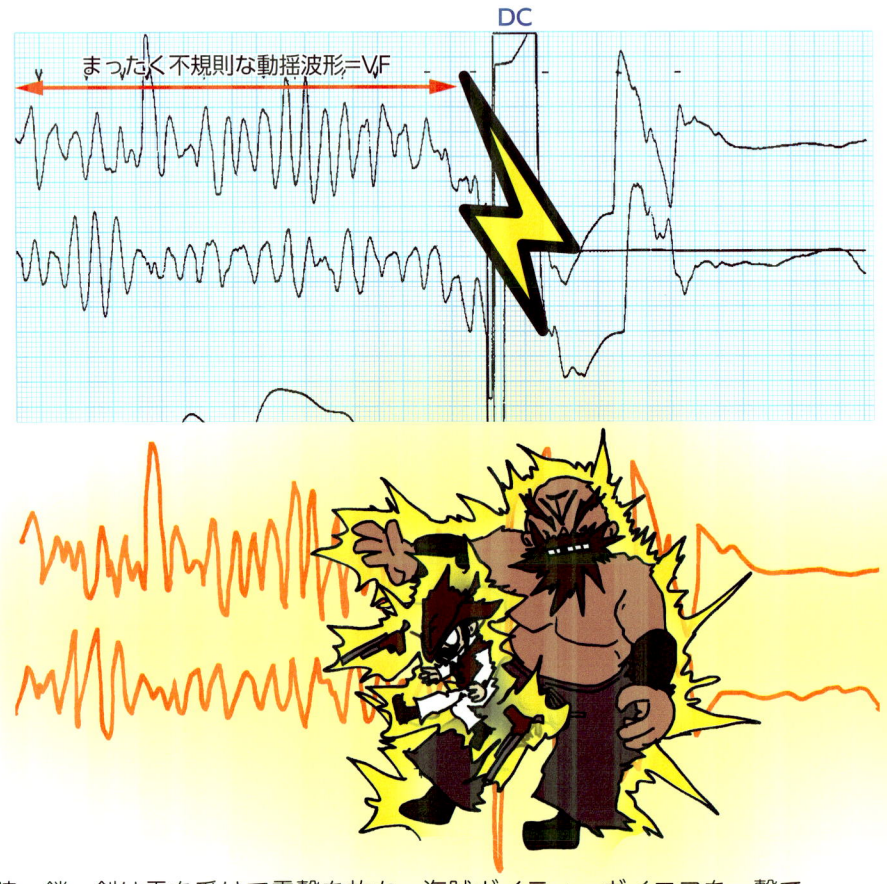

DC

まったく不規則な動揺波形＝VF

　キャプテンHのカギ腕、鎖、剣は雷を受けて電撃を放ち、海賊ヴイティ、ヴイエフを一撃で退けてしまいました。電気的除細動は、VT、VFに対する最も有効な治療法です。

114

AED：automated external defibrillator　自動体外式除細動器

現在では広くさまざまな場所に設置されていて、一般の人でも使うことができます。VFの救命率を飛躍的に改善しています。

DC：direct current　直流除細動器

主に病院にあり、医師の診断に従って手動で通電する除細動器です。通称DCですが、正式名は、direct current(DC)defibrillatorです。

カルディオバージョン：同期除細動

QRS波にあわせて通電し、心房細動、心房粗動、上室頻拍などの上室性不整脈の治療に用います。

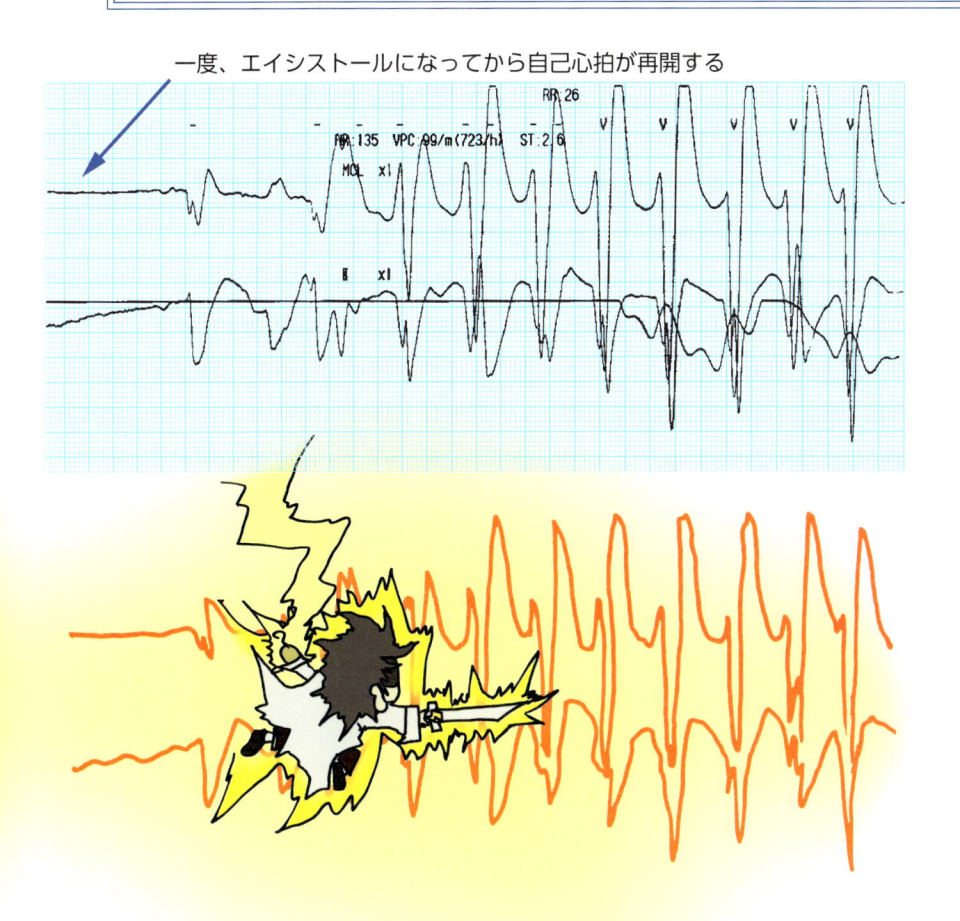

一度、エイシストールになってから自己心拍が再開する

最初に港を襲った海賊ヴイティが、雷鳴を聞いて引き上げたのは、キャプテンHの電撃攻撃を恐れたからだったんですね。

第7話　海賊の逆襲
重症不整脈とその治療

第8話
戦いのおわり
～心電図をより深く理解するために～

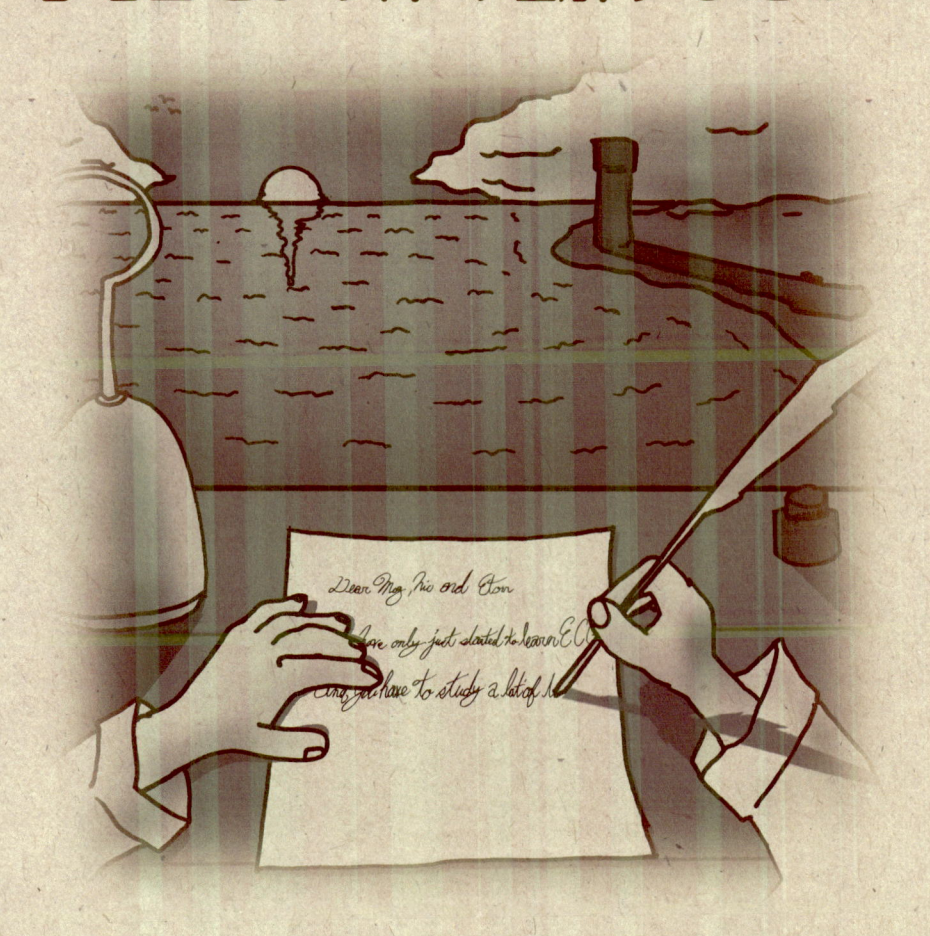

海賊との戦いは終わり、港に平和が戻った。
モグ、ニック、エトールは、
もう少しキャプテンHのもとで
修行を続けています。

Dear Mog, Nic and Etor
モグ、ニック、エトールへ

You have only just started to learn ECG.
君たちは、心電図について、はじまりの勉強をした。

And you have to study a lot of things further more to fight against diseases with this tool validly.
しかし、この心電図と言う道具を使って、波を読み、異常を見極め、敵と戦うためには、まだまだ、学ばなければならないことがたくさんある。

Unhurriedly and gradually build up more and more experience and knowledge.
慌てずに、少しずつでかまわないので、経験を重ね、知識を増やしてほしい。

And defend people !
そして、人々を守っていってくれ。

From Captain H
キャプテンH

第8話では、お話の中で説明しきれなかったことを補足として加えます。

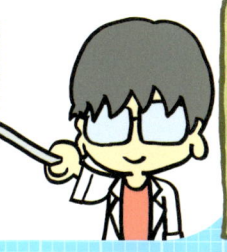

第8話 戦いのおわり 心電図をより深く理解するために

心臓の基礎的解剖
～ 心電図を理解するために ～

◉ 心臓は、胸のほぼ真ん中にある！

　心臓は、肋骨、胸椎、胸骨からなる胸郭と呼ばれる籠（かご）のような骨格の中にあります。左右の肺に挟まれ、ほぼ中央で少し左に寄っています。

　心電図の電極と心臓の位置関係によって、心電図波形が変わります。

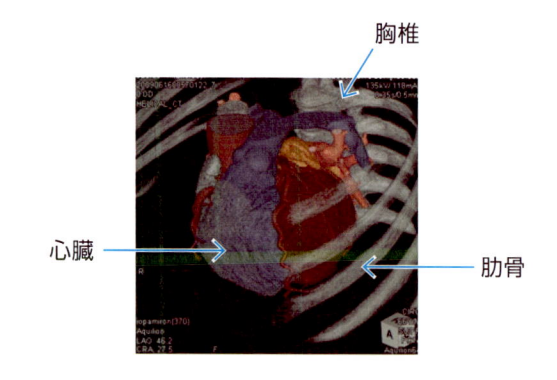

胸椎
心臓
肋骨

◉ 実はこんな形、ハート形（♥）に似てるかな？

　心臓は、4つの部屋からできています。薄い筋肉に囲まれた心房と厚い筋肉に囲まれた心室が左右にあります。実際はねじれていて、右心房は右側、右心室が真正面、左心室は左、左心房は真ん中背中側にあります。

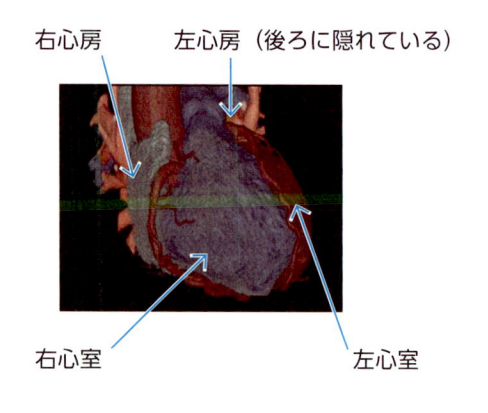

右心房　　左心房（後ろに隠れている）
右心室　　左心室

◉冠動脈の走行を知れば、虚血性心疾患で心電図異常の生じる誘導が理解しやすくなる！

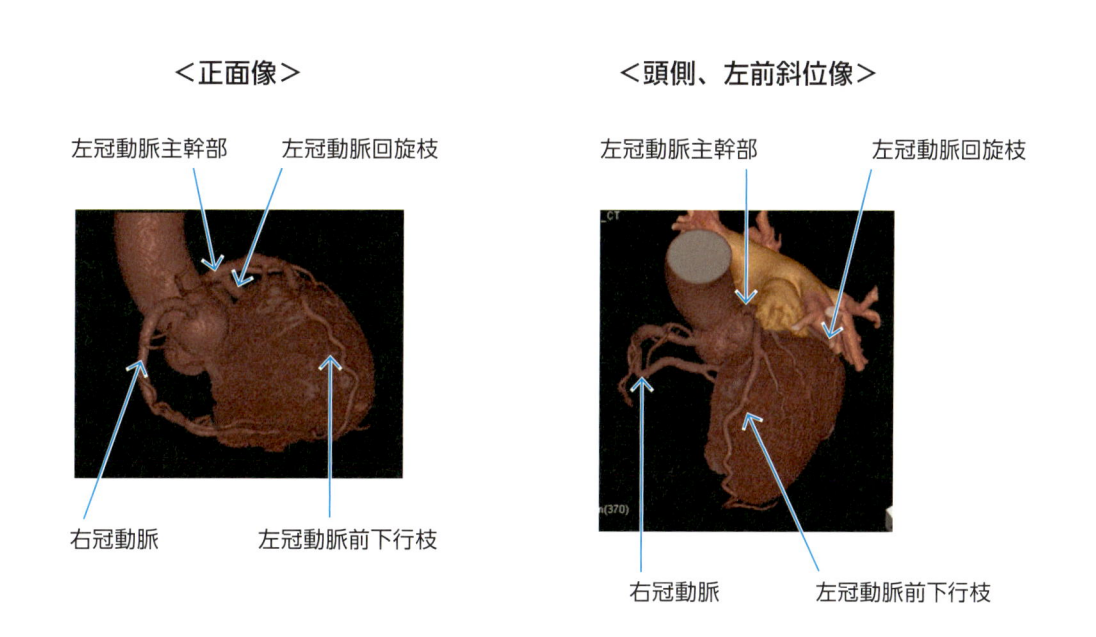

<正面像>

左冠動脈主幹部　左冠動脈回旋枝

右冠動脈　左冠動脈前下行枝

<頭側、左前斜位像>

左冠動脈主幹部　左冠動脈回旋枝

右冠動脈　左冠動脈前下行枝

　右冠動脈は、大動脈の前面から始まり、右心房と右心室の間を下行し、左心室の下壁に向かいます。

　左冠動脈は、一本の主幹部から始まり、肺動脈の後ろを回ってから、左前方を心尖部に向けて下行する前下行枝と左心室と左心房の間を後方に回り込む回旋枝に分かれます。

　冠動脈が狭くなったり詰まったりすると狭心症や心筋梗塞になり、障害された心筋の解剖学的位置と心電図変化の生じる誘導は一致します（➡ P.110）。

静止電位と活動電位
〜 心電図の源の話 〜

　心筋の細胞内電位は、心臓の周期に合わせて、拡張期には約 –90mV に下がり、収縮期には約 0mV まで上昇します。

　細胞内電位が -90mV から 0mV をめがけて上昇することを、**脱分極**と言い、その後、再び -90mV を目指して電位を下げる過程を**再分極**と言います。

　再分極は、前半の平坦な丘に見える**再分極プラトー相**と、後半の急速に下降する**再分極急速相**に分けられます。

　-90mV で安定した平坦な電位を**静止電位**と呼び、脱分極に始まり、再分極を経て、静止電位に戻るまでの電位を**活動電位**と呼びます。

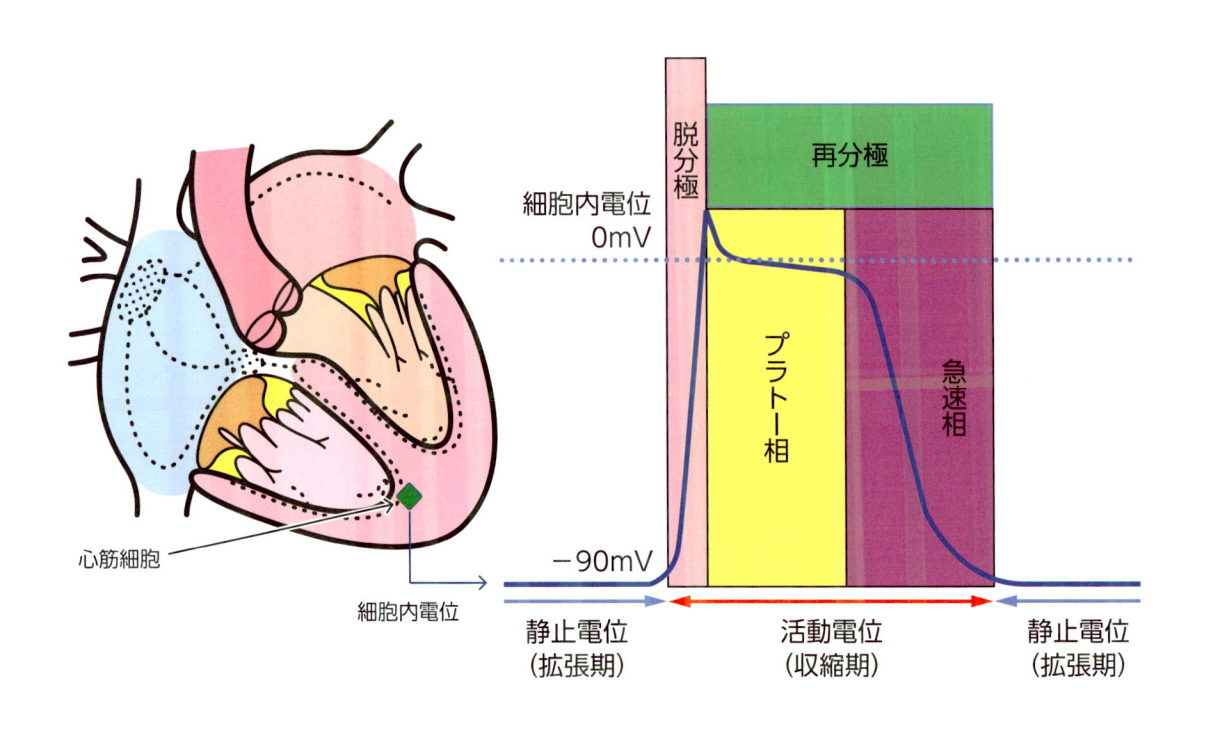

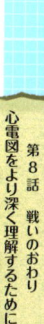

静止電位が -90mVになる理由

　心筋細胞の細胞膜には、Na⁺/K⁺ ポンプがあって、細胞内に K⁺ イオンを取り込み、Na⁺ イオンを細胞外に排出しています。

　これによって、細胞内にはたくさんの K⁺ イオンがあります。

　細胞膜上には、K⁺ チャンネルがあります。細胞内にあふれる K⁺ イオンはこの通路を通って細胞外へ出て行きます。すると、その分だけ細胞内の電位が下がり、-90mV 付近で、K⁺ イオンが外に出る力と細胞内のマイナス電位に引かれて中に入る力が釣り合っているのです。

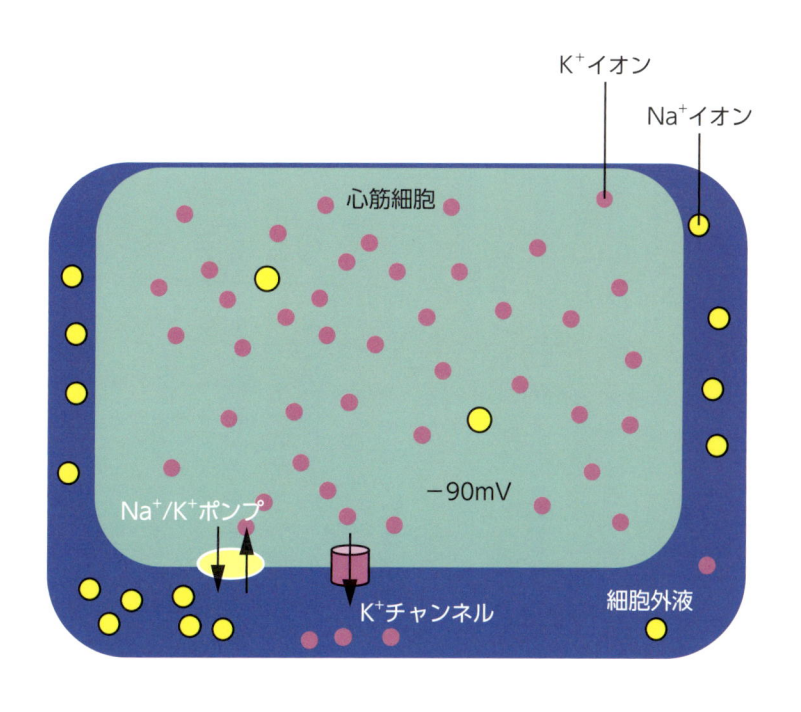

刺激伝導の正体と電流の発生

　心室筋を例として説明します。プルキンエ細胞が脱分極すると、電位が-90mVから0mvを超えて上昇するため、この電位勾配（電位の高さの差）に従って、隣接する心筋細胞へ、コネクソンと呼ばれる通路をナトリウムイオンやカリウムイオンなどのプラスのイオンが流れ込みます。すると心筋細胞の細胞内電位が上昇し、これがNa^+チャンネル、Ca^{2+}チャンネルを開き、ナトリウムイオンやカルシウムイオンが細胞内に流れ込んで脱分極を引き起こします。

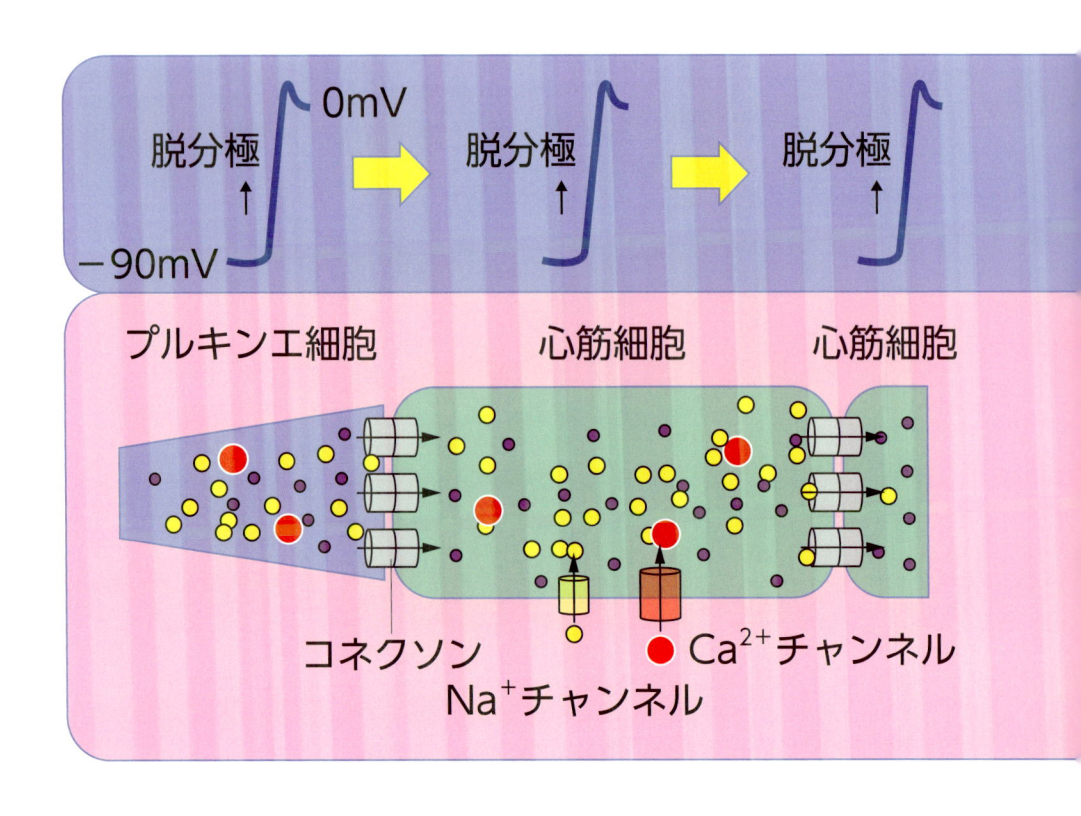

そして、同様にこの脱分極は、隣の心筋細胞の脱分極を誘発します。このように脱分極は伝導し、それが、刺激伝導の正体です。そして脱分極を伝えるときに起きるプラスイオンの移動が、心電図波形を作る電流を生んでいるのです。

脱分極の伝導→刺激伝導の正体

プラスイオンの移動→電流が発生→心電図

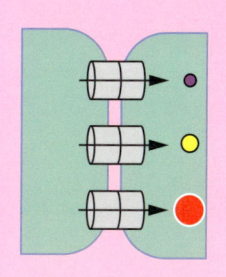

- カリウムイオン K$^+$
- ナトリウムイオン Na$^+$
- カルシウムイオン Ca^{2+}

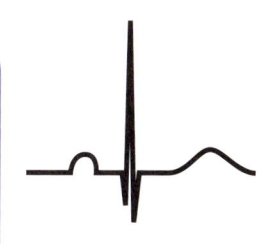

標準12誘導心電図

　モニター心電図は、一つの誘導から得られる心電図波形を継続的に表示することによって、リアルタイムに心臓からの電気信号を情報として伝えてくれます。このため、モニター心電図は、生体情報モニターの中でもっとも普及し利用されています。しかし、一方向からの記録のため、波形を立体的に解析することは不得意です。

　これに対し、標準12誘導心電図は、心臓の電気活動を12個の異なる方向から記録することで、左室肥大か右室肥大か、左脚ブロックか右脚ブロックか、前壁心筋梗塞か下壁心筋梗塞かなど、立体的な診断に役立ちます。心電図の誘導法は、電極の貼り方でいくらでもつくることができますが、勝手に貼っていては、お話にならないので、標準として選ばれた12方向の代表的誘導、すなわち、肢誘導6方向（Ⅰ、Ⅱ、Ⅲ、aVR、aVL、aVF）と胸部誘導6方向（V_1、V_2、V_3、V_4、V_5、V_6）を集めたものが、標準12誘導心電図です。

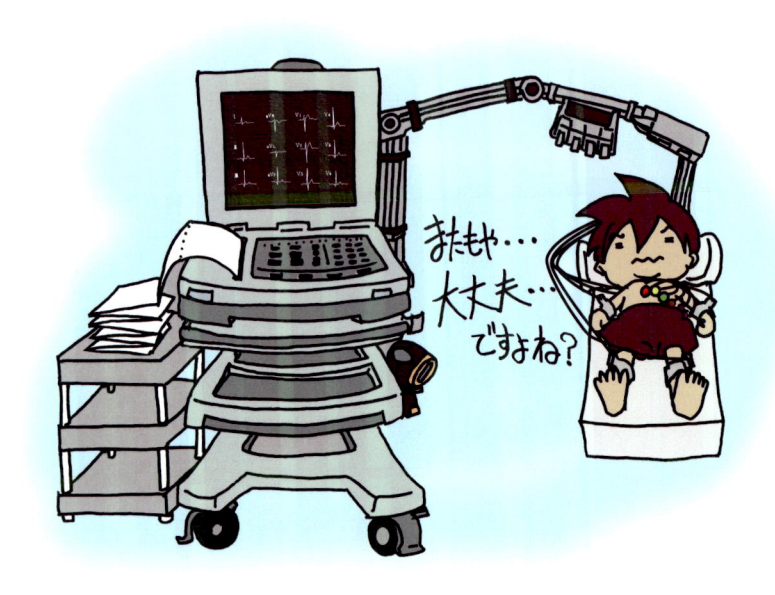

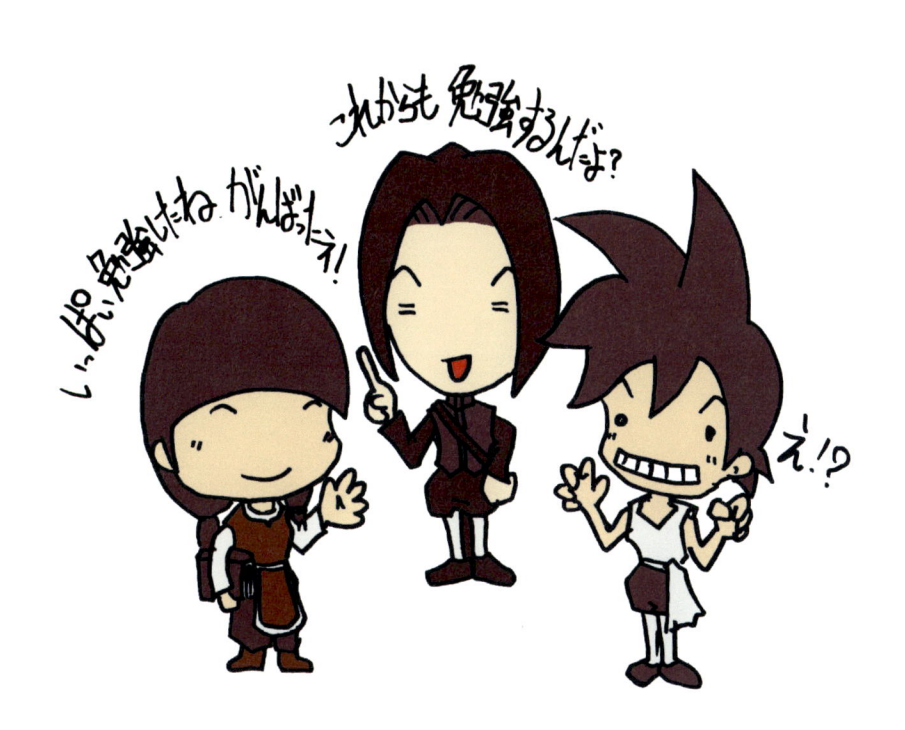

第8話 戦いのおわり 心電図をより深く理解するために

よく用いる英語と略語 index

advanced atrioventricular (AV) block　高度房室ブロック ･････････････ **74**

artificial pacemaker　人工ペースメーカ ･････････････････････････････ **64**

asystole　心静止 ･･ **108**

atrial escape beat　心房補充収縮 ･･････････････････････････････････ **80**

atrial fibrillation (AF)　心房細動 ･･････････････････････････････････ **90**

atrial flutter (AFL)　心房粗動 ････････････････････････････････････ **94**

atrial premature cotraction (APC)　心房期外収縮 ････････････････ **87**

atrial rhythm　心房調律 ･･ **58**

atrial tachycardia (AT)　心房頻拍 ･････････････････････････････････ **88**

atrioventricular (AV) block　房室ブロック ･････････････････････････ **70**

atrioventricular (AV) junctional escape beat　房室接合部補充収縮 ･･････ **81**

atrioventricular (AV) junctional rhythm　房室接合部調律 ･････････ **60**

atrioventricular (AV) node　房室結節 ･････････････････････････････ **37**

atrium　心房 ･･ **37**

cardiac arrest　心停止 ･･･ **108**

complete atrioventricular (AV) block　完全房室ブロック ････････ **76**

electrocardiogram (ECG)　心電図 ････････････････････････････････ **17**

first degree atrioventricular (AV) block　1度房室ブロック ･････････ **72**

idioventricular rhythm　心室固有調律 ････････････････････････････ **62**

left bundle branch block (LBBB)　左脚ブロック ･････････････････ **78**

Mobitz type Ⅱ second degree AV block　モビッツ2型2度房室ブロック ････ **74**

paroxysmal supraventricular tachycardia (PSVT)　発作性上室頻拍 ･････ **96**

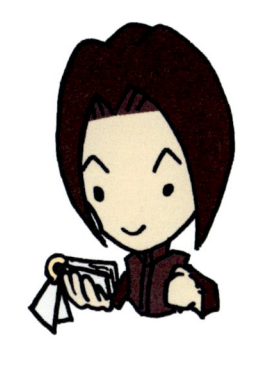

pulseless electrical activity (PEA)　無脈性電気活動	109
pulseless venricular tachycardia (pulseless VT)　無脈性心室頻拍	109
right bundle branch block (RBBB)　右脚ブロック	79
second degree atrioventricular (AV) block　2度房室ブロック	74
sick sinus syndrome (SSS)　洞不全症候群	68
sinus node　洞結節	37
sinus rhythm　洞調律	56
supraventricular premature contraction (SVPC)　上室期外収縮	86
third degree atrioventricular (AV) block　3度房室ブロック	76
ventricular escape beat　心室補充収縮	81
ventricular fibrillation (VF)　心室細動	106
ventricular premature contraction (VPC)　心室期外収縮	98
ventricular tachycardia (VT)　心室頻拍	104
Wenckebach type second degree AV block　ヴェンケバッハ型2度房室ブロック	74

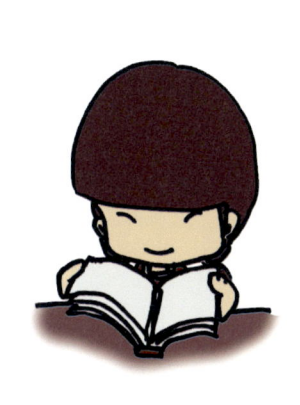

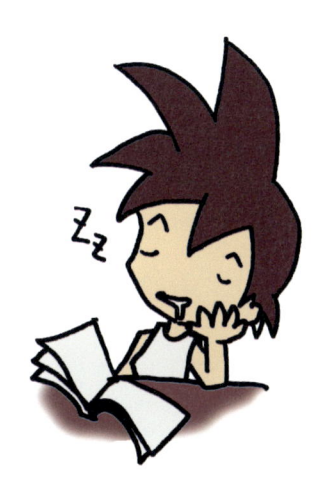

エピローグ

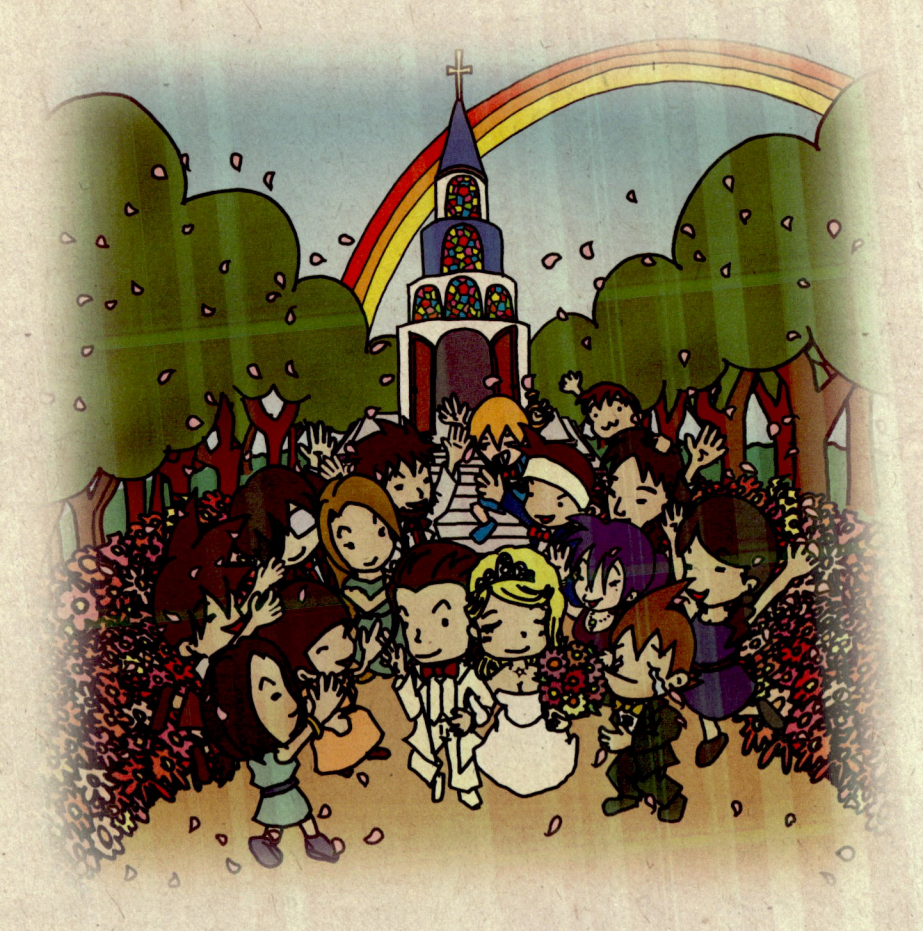

驚いたよなー、プロロングとジャンクさんは敵同士と思っていたのに。
キャー、素敵な二人。お似合いね。
プロロングドPQで、PQ間隔が延びすぎた時には、
ジャンクショナル・エスケープ・ビートが出て、
うまく乗り越えられるから、
最高の組み合わせってことよ、ニック。

よくわからん。

あとがき

　ある朝の出来事でした。いつものように病棟へ行くと夜勤を終えた看護師が、「先生、夜中に変な波形が出ていました」と、記録された心電図を見せてくれました。私は、モニター画面で、その患者さんの心電図が正常洞調律に戻っていることを自分の目で確認し、様態もいつもと変わりないという報告を聞き、ほっとしました。見せられた心電図は、心室頻拍VTでした。3人でモニター画面を見ながら、「変わった波形だね。何だろう」と話し合っていたそうです。まずい、次にVTが来た時、また無事ですむとは限らない。その病棟で看護師を集めて、心電図の勉強会を始めました。このエピソードは、この本のプロローグのモデルとなっています。

　私　　　「いいかな、これは、ああだからこうだ。わかるかな」
　看護師　「わかりませーん」
　私　　　「じゃあ、こうだからああだ。これならわかるでしょう」
　看護師　「なんとなく」

　モグ、ニック、エトールとキャプテンHのように繰り返された病棟での勉強会が発展し、「誰にでもよく分かる心電図講習会」ができました。医師、歯科医師、看護師、臨床工学技士、薬剤師、理学療法士、救急救命士など多彩な受講者に恵まれ、開催地は北海道から沖縄まで24都道府県に広がり、参加者数も5万人を超えました。

　最近は、まだ現場を知らない医療系学生やこれから心電図を学ぶ新人医療スタッフの参加も増え、「難しい心電図をわかりやすく学べる入門書のようなテキストを書いてほしい」「それから、読んで楽しくなるといいな」と理不尽とも思える要求を笑顔で私にぶつけてきます。

　「よーし、期待に応えてやろう、驚けー！」と、イラスト担当の石田大明君とタッグを組み、「楽しく入門　心電図の冒険　キャプテンHと海賊たち」を制作することにしました。この本を読み終えて、心電図に興味がわいたなら、是非、次のテキスト、SMS社刊行の「14日間で完全マスター　平手先生のモニター心電図講座　ベーシック編、ステップアップ編」へと進んでいただきたい。入門、基礎、発展と学習を重ね、モニター心電図が、病気と闘うあなたの武器になることを願っています。

　最後に、これまでにないストーリー仕立ての心電図テキスト出版という冒険にお付き合いいただいた編集者の門脇裕二さん、デザイナーの淡海季史子さんに心から感謝申し上げます。

2015年3月10日　　著者

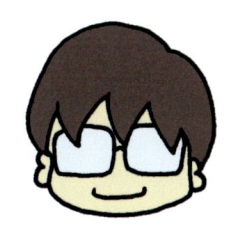

[著者紹介]

平手裕市（ひらて・ゆういち）

中部大学生命健康科学部 特任教授
名古屋掖済会病院 心臓血管外科 部長

1983年 名古屋大学医学部卒業。名古屋大学胸部外科医員を経て、1998年より名古屋掖済会病院心臓血管外科部長。2000年 名古屋大学医学部臨床講師、2013年 中部大学生命健康科学部 特任教授に就任。成人の心臓大血管に対する外科治療を専門としている。
心臓血管外科専門医、心臓血管外科修練指導者、日本胸部外科学会認定医、日本外科学会専門医、臨床研修指導医。
講師を務める心電図セミナー（「誰にでもシリーズ、心電図講習会、初級、中級、上級」）は、これまでに全国24都道府県において延べ250回以上開催され、参加者は5万人を超えている（http://www.nco-ecg.com 参照）。
主な著書に『14日間で完全マスター 平手先生の モニター心電図講座 ベーシック編』、『14日間で完全マスター 平手先生の モニター心電図講座 ステップアップ編』（両書共にエス・エム・エス社刊）がある。

楽しく入門！　心電図の冒険　キャプテンHと海賊たち

2015年4月16日　第1版第1刷発行

著者　平手裕市

発行者　坂田　茂

発行所　株式会社シナジー
〒103-0027　東京都中央区日本橋2-14-1　フロントプレイス日本橋9F
TEL：03-4533-1100（代）
URL：http://www.syg.co.jp/

ISBN 978-4-916166-63-0
©Yuichi Hirate

Printed in Japan
乱丁・落丁本はお取替えいたします。

本書の複製権・上映権・譲渡件・公衆送信権（送信可能化権を含む）は
株式会社シナジーが保有します。
JCOPY ＜（社）出版者著作権管理機構委託出版物＞

本書の無断複写は著作権法上での例外を除き禁じられています。複写される場合は、そのつど事前に、
（社）出版社著作権管理機構（電話 03-3513-6969、03-3513-6979、e-mail：info@jcopy.or.jp）の
許諾を得てください。

NOTE

この本を読みながら、なるほど！と思ったり、どうして？と疑問に感じたことを書いてみよう。

NOTE

NOTE

NOTE

NOTE

ECG is a message from the heart.
by Captain H.